La buena hija vietnamita

XUAN LAN

La buena hija vietnamita

Cómo encontré mi propósito de vida

Grijalbo

Papel certificado por el Forest Stewardship Council®

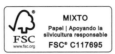

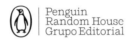

Primera edición: mayo de 2024

© 2024, Xuan Lan
© 2024, Penguin Random House Grupo Editorial, S.A.U.
Travessera de Gràcia, 47-49. 08021 Barcelona

Printed in Spain – Impreso en España

ISBN: 978-84-18007-78-1
Depósito legal: B-4.406-2024

Compuesto en Fotocomposición gama, sl
Impreso en Gómez Aparicio, S. L.
Casarrubuelos (Madrid)

DO 0 7 7 8 1

A mi familia

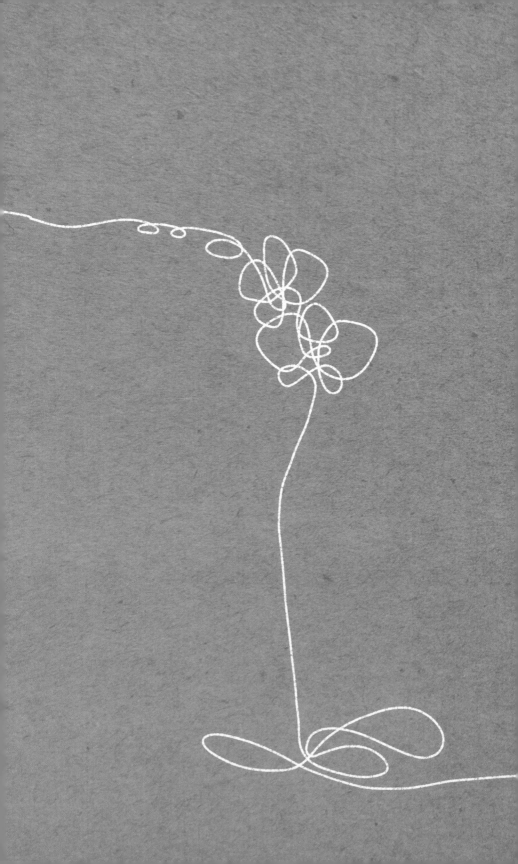

Primera parte

Orquídea de primavera

El cielo completamente despejado de aquel día de octubre me permitía distinguir desde la ventana de mi asiento del avión los rascacielos del *skyline* de Nueva York. Mi idea era aprovechar las siete horas que me separaban del aeropuerto de Paris-Charles de Gaulle para ver las últimas películas que se habían estrenado en Estados Unidos y que aún no habían llegado a los cines de Europa. Sin embargo, en lo único que pude pensar fue en mi abuela, que acababa de fallecer. No había vuelto a verla desde el año anterior y me sentía culpable. Como aún no existían las videollamadas y ella no tenía email, solíamos hablar de vez en cuando por teléfono a pesar de la diferencia horaria. Y lo cierto es que, de haber contado con las tecnologías de hoy en día, ella, aunque hubiera querido llamarme, tampoco lo hubiera hecho por miedo a molestarme.

Sabía muy poco de sus últimos meses de vida, tan solo aquellos detalles que mi madre había compartido conmigo esa misma semana, cuando la vida de mi abuela empezó a apagarse, y que continuó relatándome después de anunciarme su muerte, agobiada por las gestiones del funeral y por la difícil y desagradable tarea de avisar a la familia y amigos.

Los primeros recuerdos que tengo de *bà ngoại* (término que significa «abuela materna» en vietnamita) me llegan de esas tardes en que venía a buscarme a la escuela infantil con una tableta de chocolate con leche, y pasábamos por la *boulangerie* para comprar *une brioche au beurre*. Mi reto consistía en introducir las onzas de la tableta sin que se rompieran de uno a otro extremo del brioche, para así comerme las dos cosas juntas y sentir el contraste del chocolate crujiendo en la suavidad del pan blando. Supongo que a algunos os sonará la experiencia y probablemente recordaréis con frustración los casos en los que, cuando la operación no salía bien, os disponíais a morder el bollo con el chocolate y este se escurría por un lado. Por eso, siempre dedicaba unos minutos a ese momento de «cirugía panadera», tan minucioso e importante, al salir de la *boulangerie*, mientras mi abuela aguardaba con una mezcla de paciencia y curiosidad por lo concentrada que me veía en la tarea. Recuerdo una vez en que quiso ayudarme y abrió el pan a lo bruto para facilitarme el proceso. De repente, se fijó en mi gesto contrariado: no era así como me gustaba comerlo. Quería la estética impoluta y cuidada del panecillo de brioche dorado y entero, con su forma alargada, y en su interior un hueco limpio, bien trazado, con el chocolate sobresaliendo por los extremos. Era una labor de precisión y, aunque hiciera falta dedicarle un poco de tiempo, para mí valía la pena.

Aquella práctica apuntaba ya, sin duda, al carácter que yo iría desarrollando con el tiempo: prefería que nadie me ayudara en todo aquello que podía hacer «bien» sola, ya se tratase de una merienda o de cualquier otra cosa. Quizá apuntaba también a cierta obsesión por la perfección, a la tendencia a no pedir ayuda y a la falta de capacidad para delegar... Unos rasgos que luego estarían presentes en mi vida profesional. Pero ya hablaremos de esto más adelante.

Esa merienda tan parisina no reflejaba en absoluto el gusto gastronómico de mi abuela, que prefería el arroz blanco con *nuoc mam*, la salsa de pescado tradicional vietnamita. En lugar del pan, la pasta o la patata, la base de mi alimentación era el arroz jazmín. Para cocinarlo, había que lavar el grano con agua fría antes de meterlo en la arrocera de vapor y, acto seguido, se apretaba el botón de la olla. Cuando saltaba, avisando de que ya no quedaba agua, no se podía dejar encendida demasiado tiempo a riesgo de que el arroz se pegara y quedase seco.

Lo recuerdo bien porque en casa, de pequeña, una de mis tareas era prepararlo. Era la encargada de medir la cantidad de arroz y agua para cuatro, seis u ocho personas de forma que la textura no quedara pastosa ni demasiado seca, pero sí lo suficientemente compacta como para comerlo con palillos, servido en boles que sosteníamos con la mano que nos quedaba libre.

Mi otra tarea era poner la mesa: un bol de porcelana encima de un platito a juego y los palillos al lado. Ese era el servicio básico de cada día, pero cuando teníamos invitados, añadía el cuenco de salsa y la cuchara de porcelana del mismo juego.

Es curioso, de niña, después de dejar el biberón y pasar a tomar la papilla con cuchara, aprendí a usar los palillos antes que el tenedor. De la misma manera que mis padres me enseñaron a sentarme erguida y recta, con las manos en la mesa y a no hablar con la boca llena, también teníamos una etiqueta vietnamita para comer. Por ejemplo, el bol de arroz no se llena hasta arriba porque está muy mal visto que rebose de comida. Los palillos no se pueden dejar en la mesa porque ensucian el mantel y es aún menos correcto plantarlos en vertical en el bol o en el arroz, como las varitas de incienso en un ritual funerario. Se dejan siempre juntos, encima del bol o al lado, en el platito.

La gastronomía vietnamita es ligera, variada y equilibrada e incluye siempre arroz o pasta de arroz, alguna carne, verduras y, a menudo, hierbas aromáticas, que se añaden frescas, cortadas a mano directamente en el bol. Por tradición, las comidas no se estructuran en entrante, plato principal y postre. A diferencia de lo que ocurre en Occidente, los platos se sirven y se comen a la vez en lugar de irlos sacando uno por uno. Además, picamos poco a poco, sin llenarnos del todo el plato. En un cuenco (más pequeño que el de sopa) se pone un fondo de arroz blanco y cada uno se sirve con sus palillos directamente de los platos comunes, que se encuentran en el centro de la mesa. Es una forma de convivir mucho más cercana porque la familia comparte toda la comida.

En mi casa no disponíamos de una mesa redonda con la bandeja central giratoria típica de los restaurantes chinos, sino que la nuestra era una mesa rectangular normal. Me acuerdo de cómo, cuando era pequeña, mi abuela me alcanzaba ciertos platos a los que no llegaba cuando no me atrevía a interrumpir la conversación de los adultos. Me pedía mi bol, daba la vuelta a sus palillos para usar la parte limpia y me servía la comida. Siempre estaba muy atenta y me vigilaba con cariño. Sabía que mi timidez y reserva me impedirían disfrutar de mis comidas favoritas. *Bà ngoại* se preocupaba por todos nosotros. Sentía su mirada cuidadosa sobre mí y eso me proporcionaba una agradable sensación de tranquilidad.

Mi abuela venía a recogerme a la escuela y, a diferencia de otros abuelos, no me esperaba con los brazos abiertos para darme un beso en la mejilla. Y es que los vietnamitas no son muy dados a demostrar afecto en público, no está bien visto, ni siquiera entre una pareja. El pudor asiático no es un mito, ni mucho menos. Vietnam es, en efecto, un país donde es impensable, incluso indecente, besarse o abrazarse en público. En nuestra cultura no se contemplan las muestras de cariño como algo aceptable y, a pesar de que en la actualidad las cosas estén cambiando, especialmente en grandes ciudades como Hanói, antiguo nombre de la ciudad de Ho Chi Minh, los vietnamitas siguen teniendo reparo en demostrar su amor. Por eso mi abuela, en lugar de saludarme abiertamente como hacían mis compañeros y sus familiares, me dedicaba un gesto sutil: acercaba su cara a la mía con una ligera inspiración, como si me oliera, pero no me tocaba con sus labios. Tampoco estaba acostumbrada a ver a mis padres darse besos o abrazarse delante de mi hermana o de mí, como ocurría en las películas. En casa las muestras de cariño eran menos intensas, distintas y, sobre todo, menos frecuentes.

Ni siquiera yo abrazaba ni le daba besos a mi hermana, aunque de pequeñas siempre fuimos muy cercanas. Compartíamos habitación en camas nido y ella siempre ocupaba la de arriba. Cuando necesitábamos la cercanía de la otra, en lugar de dormir juntas, ella estiraba el brazo y me tocaba el lóbulo de la oreja con mucha ternura. Me decía que mis orejas eran muy pequeñas, bonitas y suaves. Este era el contacto físico más íntimo que teníamos entre nosotras. Años después, cuando se separaron mis padres, nos acercamos más porque éramos muy jóvenes, tanto que acabé por apoyarme en ella para tomar decisiones, elegir qué comer, qué vestir, qué hacer e incluso qué decir o contestar (ella era la portavoz o el contrapeso a mi timidez e indecisión).

Mis padres, ambos de buena familia, se criaron en Vietnam en internados donde se seguía una educación «*à la française*» según la que se les consentía poco o nada, ya que no se contemplaban en absoluto las muestras de preocupación por el bienestar psicológico y emocional de los niños. Con el tiempo, se fueron a estudiar a Francia, se conocieron, se casaron muy jóvenes y tuvieron dos hijas. A esta unión ambos aportaron una herencia que no podían obviar: la de no saber mostrar ni dar cariño, puesto que ellos tampoco lo habían recibido en las distintas etapas de su vida. Así, mis padres no nos preguntaban «¿Qué tal estás hoy?» para saber si nos sentíamos felices, tristes, enamoradas o enfadadas; las preguntas del día a día se limitaban a lo concreto, a saber, cómo había ido el cole, las clases, las notas...

Al hilo de esto, recuerdo que un día, en el recreo (debía de tener unos ocho años), mi mejor amiga de entonces prefirió irse con otro grupo, en el que estaba el chico que le gustaba. Me sentí abandonada, traicionada. No entendía cómo podía preferir a ese chico, que apenas la miraba, a nuestra amistad. Aquel día, regresé a casa enfadada, sin ganas de merendar ni de hablar. Mis padres se dieron cuenta de que me pasaba algo, pero en lugar de preguntarme qué había ocurrido e intentar calmarme, no comentaron nada. Prefirieron dejarme mi espacio para que me tranquilizara sin tener que dar explicaciones. Al día siguiente todo volvió a la normalidad. Lo de mi amiga no había sido lo bastante grave como para que se rompiera nuestra amistad y, a la hora del recreo, seguimos con nuestros juegos de siempre.

Nunca he juzgado a mis padres por su falta de curiosidad o preocupación por nuestro mundo interior porque en realidad no era así, sino que aquella era la manera en la que se hacían las cosas en casa. Lo normal era no entrar en conversaciones que tuvieran que ver con lo emocional, y el plano afectivo quedaba apartado de la cotidianidad. En realidad, el pudor vietnamita no se limita solo a los gestos, sino también a la manera de relacionarnos a nivel personal, social y hasta profesional. Cuando dos personas orientales se saludan, nunca se preguntan «Qué tal estás» para evitar poner a la otra persona en una situación delicada y humillante si la respuesta no es positiva, aparte de que se podría considerar como un ataque a su honor y dignidad. En nuestra cultura, la imagen que uno proyecta se considera tan importante que suele priorizarse sobre la verdad íntima, y esa es la raíz de esa separación entre lo emocional y lo que mostramos al mundo. .

De niños aprendemos por imitación y, como referentes, tenemos a nuestros padres y demás adultos de nuestro entorno, por lo que esta manera de no ser cariñosos o no demostrar los sentimientos formó parte de mi aprendizaje y personalidad durante muchos años, ya fuera con mi familia e incluso con mis parejas. No sabía expresar mis emociones. A diferencia de los occidentales, mi manera de saludar era formal, siempre daba la mano (también influenciada por las costumbres francesas), mi actitud era distante sin querer ser arrogante, pero lo cierto es que podía parecer fría. Vivía en Nueva York y apenas llamaba a mis padres para saber cómo estaban, y ellos tampoco lo hacían. Nos queríamos, claro, pero la distancia nos hacía todavía más difícil encontrar herramientas para demostrárnoslo.

Por eso, tras la muerte de mi abuela de nuevo tuve que aprender a relacionarme con ellos. Hice un esfuerzo consciente para cambiar nuestra forma de comunicarnos y traté de buscar una manera de unir el encuentro emocional y el intercambio por teléfono. Sin embargo, lo más difícil era conseguir que ese intercambio fuera recíproco.

Como era mi abuela quien venía a buscarme al colegio, también era ella la que se enteraba primero de cómo había ido mi día, pero, fiel a nuestra tradición, no preguntaba mucho, simplemente sabía si estaba bien o mal. A veces me llevaba al parque, pero siempre después de pasar por la *boulangerie* para que tuviera mi ración de brioche y chocolate. Más tarde nos íbamos al restaurante familiar donde trabajaba con mi abuelo, muy cerca de la escuela infantil, y allí me quedaba hasta que mi madre me recogía al salir de la oficina.

Se trataba de un pequeño negocio de barrio con diez o doce mesas en el que servían comida vietnamita tradicional. Estaba situado cerca de la Sorbona y el Panteón en el distrito V de París, el Barrio Latino, conocido por sus cafés bulliciosos frecuentados por estudiantes. El Auberge d'Asie («Albergue de Asia») era un espacio sencillo y decorado al estilo asiático: del techo de la entrada colgaban unos farolillos de seda roja típicos de Vietnam que se veían desde la calle, las mesas estaban cubiertas con manteles blancos con los boles dispuestos encima de un plato pequeño junto a los palillos y del interior de los vasos de cristal sobresalía una servilleta enrollada como si de toallas en forma de cisnes se tratara.

Una parte importante del restaurante la ocupaba la gran barra lateral de madera sin taburetes, de donde colgaban las copas. Aquel era el territorio exclusivo de mi abuela, que también andaba entre las neveras de helados y las latas de frutas exóticas en almíbar, como los lóngans y los lichis, platos estrella de la carta de postres. Nunca vi a mi abuela en la cocina; solía quedarse tras la caja y en la barra para ocuparse de las bebidas y los postres, con la actitud de la emprendedora seria y amable que era. Daba las instrucciones en vietnamita a la cocinera, una señora con la espalda encorvada que apenas salía de su cueva.

Un día mi madre me contó que *bà ngoại* no cocinaba en Vietnam y que no tenía ni idea de cómo funcionaba un restaurante. En realidad, antes de llegar a Francia, solo preparaba platos especiales los días de fiesta. En Vietnam era una mujer activa y dinámica, trabajaba en el Tribunal de la ciudad de Ho Chi Minh, y como eran familia numerosa, en su casa tenían a una cocinera que se encargaba de esa tarea. Siempre fue una mujer trabajadora, aunque más ejecutiva que ama de casa a pesar de tener siete hijos, seis naturales y uno adoptado. Un día le comenté a mi madre que me extrañaba la poca diferencia de edad que tenía, apenas nueve meses, con su hermano mayor, y es cuando me contó que, en realidad, lo habían adoptado. De hecho, su «hermano mayor» era el hijo de unos amigos de mis abuelos que decidieron tomar las armas del ejército nacionalista de Vietnam del Norte y que al partir les pidieron que cuidaran de él. La jungla no era lugar para un niño pequeño. Pero como nunca llegaron a recibir noticias suyas y sus amigos no regresaron, mis abuelos decidieron adoptarlo. No supieron nada de los padres biológicos de su hermanastro hasta treinta años más tarde, precisamente cuando mi tío —que había estudiado Medicina— regresó a Vietnam en busca de sus raíces y encontró a su verdadero padre biológico, del que apenas tenía recuerdos.

Mi madre era la tercera de los siete, la hija mayor y la más responsable. Me contó que mi abuela, como madre, era una persona dura y resolutiva y que, en lugar de cerrar filas y crear un núcleo familiar fuerte y unido, fomentaba la rivalidad entre sus hijos porque pensaba que así los motivaría a superarse, a mejorar en las asignaturas o en sus aficiones. Pero lo cierto es que tanta competitividad terminó por alejarlos, por lo que nunca fueron una familia especialmente íntima y cercana. Eso quizá explique por qué, de adultos, mis tíos, que inicialmente se refugiaron en Francia después de la guerra, acabaron viviendo en tres países distintos.

En Vietnam, en tiempo de mis padres, era costumbre mandar a los hijos de buena familia a estudiar a los internados católicos de esa antigua colonia francesa. En ellos cursaban hasta el bachillerato y luego tenían la posibilidad de estudiar en una universidad de Francia. Por eso, a finales de los años sesenta, mi madre y dos de sus hermanos mayores tuvieron la suerte de viajar hasta la otra punta del mundo en un momento en el que no existían los programas de intercambio de estudiantes. Era una aventura y una oportunidad.

Sin embargo, fue una época dura e incierta debido a las terribles consecuencias que había ocasionado la guerra de Vietnam. Las tropas del norte y del sur del país estaban arrasando las zonas rurales, y las relaciones diplomáticas eran cada vez más tensas. El país estaba aislado en un conflicto interno que se había convertido en internacional y, por tanto, objeto de protestas en Estados Unidos por la intervención de su gobierno.

Mis abuelos vivían en Saigón, capital del sur, y tomaron la muy difícil decisión de mandar también a Francia a sus dos hijos menores, el pequeño Alfonse, de doce años, y Gérard, de catorce, para así evitarles el servicio militar, obligatorio para los varones de más de quince. De manera que de los siete hijos que tenían mis abuelos, dos se quedaron con ellos, y cinco estaban supuestamente a salvo a miles de kilómetros de distancia. Pero lo cierto es que mantenían una comunicación muy escasa con ellos y, además, disponían de recursos limitados para ayudarlos. Así pues, mientras los hermanos mayores de edad de mi madre y educados a la francesa buscaban trabajo en Suiza, Francia o Bélgica para instalarse definitivamente en Europa, mi madre vio alterada su vida debido a las nuevas responsabilidades familiares que tuvo que asumir con la llegada de los hermanos más jóvenes.

Maman, de apenas veinte años, había pasado parte de su juventud y la etapa escolar en un internado a cuatro horas de la casa de sus padres. No había tenido una educación familiar tradicional ni una relación muy cercana con su madre dadas las circunstancias y, de repente, se convirtió en la responsable legal de Alfonse y Gérard, a más de diez mil kilómetros de casa. Ante esa realidad, no tuvo más remedio que madurar y convertirse en una adulta responsable en un momento en el que cualquier otro estudiante de su edad solo habría pensado en salir de fiesta y pasárselo bien.

En abril de 1975, cuando los últimos soldados estadounidenses se retiraron del país, la caída de la ciudad de Saigón a manos del ejército de Vietnam del Norte apuntaba al fin de veinte años de guerra entre ese frente popular y Vietnam del Sur, apoyado por Estados Unidos. Quien haya viajado a esta parte de Asia sabe que Vietnam es un país tropical que se extiende a lo largo, limitado por la jungla a un lado y con más de tres mil doscientos kilómetros de costa, sin islas habitadas alrededor, y a mil cuatrocientos kilómetros de Filipinas en línea recta, así que la única manera de salir de allí es por aire. Por eso, en aquellos momentos de extrema urgencia, mis abuelos buscaron la manera de subirse a un avión para huir de su país natal. Querían salir vivos a cualquier precio. Tuvieron que hacerse pasar por los padres de una amiga vietnamita, casada con un estadounidense, para conseguir plaza en un avión al que le habían arrancado los asientos para que cupiera el máximo número de personas sentadas en el suelo. Solo se les permitió coger una maleta a cada uno, y fueron las ganas de vivir y reunirse con sus hijos las que los ayudaron a encontrar las fuerzas y el coraje para abandonar su casa, su hogar, su vida.

Recuerdo ver en la televisión noticias sobre los *boat people*, esas pateras llenas de vietnamitas que se lanzaban desesperados al océano Pacífico con la esperanza de encontrar un barco militar estadounidense que les permitiera salir de aquel infierno. Pero la mayoría se hundieron, perdidos en la inmensidad del mar, o fueron atacados por piratas.

No recuerdo haber hablado nunca en casa del pasado, ni de la guerra ni del dolor que supuso la experiencia traumática de haber huido de aquella manera del país, sino que las conversaciones giraban en torno al presente, al esfuerzo por hacer las cosas bien allá donde estuviéramos. Quizá ello obedezca a que yo era solo una niña y probablemente a que no querían remover recuerdos tristes cuando yo ya había nacido en Francia y mi presente estaba en París. Eso hizo que no pudiera ni imaginar todo lo que mis abuelos y gran parte de mi familia habían vivido a causa del conflicto armado, tanto del lado materno como paterno. Esa mentalidad tan discreta que evitaba a toda costa hablar de los sentimientos, ya fueran buenos o malos, y que les impedía admitir su nueva situación social y económica, apurada y frágil como refugiados, no me permitió compartir, entender y hablar de estos hechos. Así que de pequeña no era consciente de lo que podía suponer perder tu vida entera, tu pasado, tu casa y todas tus pertenencias para escapar con una única maleta. Años más tarde mi tío Gérard, que había llegado de adolescente a Francia, me confesó lo frustrante que había sido para él no poder hablar de la difícil tesitura económica de la familia con su propia madre, que no quería admitir que era pobre. Ella consideraba que esa situación era una desgracia y no quería tratarla. Y no solo eso, sino que mantenía la compostura a la vietnamita: seguía vistiendo de forma esmerada y coqueta, e incluso lucía algunas joyas para no perder su dignidad. Mi abuela se adelantaba al juicio ajeno, como si en su interior estuviera convencida de que por haber perdido su gran casa de Saigón y su posición social era menos digna. Esa autoexigencia, unida de alguna manera a la negación de los hechos ocurridos, era el motor que la animaba a superar la realidad y seguir adelante.

Las conversaciones y recuerdos que surgieron a raíz de su funeral me adentraron en aquel pasado que los adultos no habían sabido compartir conmigo en mi niñez.

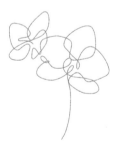

Cuando una situación nos parece peligrosa, ya sea real o subjetiva, nuestro sistema de supervivencia se pone en alerta y se activa un proceso de respuesta de lucha, huida o congelación. Esto ocurre porque nuestro sistema nervioso simpático segrega las hormonas del estrés, entre ellas la adrenalina y el cortisol. La adrenalina aumenta la frecuencia cardiaca, eleva la presión arterial y los suministros de energía. El cortisol, la principal hormona del estrés, regula los niveles de inflamación en el cuerpo, equilibra los niveles de azúcar en sangre (glucosa), mejora el uso de la glucosa en el cerebro, controla el ciclo de sueño y vigilia, y eleva la energía para poder manejarlo. También limita las funciones que no serían esenciales o perjudiciales en una situación de lucha o huida, altera las respuestas del sistema inmunitario, afecta tanto en la digestión como en la absorción de alimentos, en el sistema reproductor y en los procesos de crecimiento. Este complejo sistema de alarma natural también se comunica con las regiones del cerebro que controlan el estado de ánimo, la motivación y el miedo.

En términos fisiológicos, cuando el cerebro detecta un estímulo de estrés, nuestro sistema nervioso modifica el metabolismo como mecanismo natural de supervivencia. Esta situación o información puede ayudarnos a buscar una resolución directa del problema que se nos plantee, por ejemplo, correr para proteger a un niño que cruza la calle sin mirar si vienen coches. En estos momentos sentimos más energía y vitalidad, lo que nos ayuda a realizar actividades físicas y también a ser proactivos y productivos ante ciertas tareas.

He leído tanto sobre el tema que casi me reconforta visualizar el proceso que se desencadena en el cerebro, el cuerpo y el sistema nervioso en estas situaciones, y hasta me imagino a los neurotransmisores enviando impulsos de electricidad a gran velocidad. Pero por mucho que conozca la teoría y la haya interiorizado, no soy capaz de sentir en mi propio cuerpo, por ejemplo, lo que vivieron mis abuelos durante esas horas frenéticas en que abandonaron su país.

Si bien es cierto que el estrés puede ser un estimulante a muy corto plazo, a medio y largo plazo resulta agotador. Cuando la situación se cronifica o nos enfrentamos a estímulos estresantes de manera constante (atascos en la carretera, notificaciones continuas en el móvil, presión en el trabajo, preocupaciones de salud o de relaciones, etc.), nuestro organismo no es capaz de recuperar por sí mismo un equilibrio interno saludable y nuestros niveles de cortisol se mantienen altos, situación que puede afectar al sistema inmune, digestivo, alterar el sueño, provocar falta de concentración, tensiones físicas, irritabilidad y labilidad emocional.

No tengo demasiados recuerdos de mi abuela, pero sí me acuerdo de no verla nunca relajada. Siempre se mantenía en estado de alerta, atenta a que todos estuviéramos bien, y rara vez se reía. Por el contrario, sí puedo evocar perfectamente su seriedad, esa manera de querernos y de luchar por todos nosotros sin grandes muestras de cariño y sin los típicos abrazos o besos. *Bà ngoại* tampoco nos hacía pasteles ni nos leía libros infantiles, sin embargo, yo sentía su amor de una forma constante.

Mi abuela necesitó tiempo para reconstruirse después de llegar a Francia en esas condiciones tan extremas tras la pérdida de todo su mundo... Tanta tensión debió de pasarle factura a su salud, aunque por suerte, había salvado lo más importante: su familia.

Seguramente eso influyó en que ella enfermara a menudo. Los horarios del restaurante eran agotadores, y su educación, propia de una familia acomodada, no la había preparado para permanecer de pie durante tantas horas. Además, quería cuidar de mis tíos y mi tía, aún jóvenes por mucho que fueran adultos. Ellos también acababan de llegar a Francia y necesitaban ayuda, y a ello se sumaba el cuidado de mi hermana y de mí, sus primeras nietas. Mi abuela asumía todos los roles y responsabilidades sin quejarse en ningún momento. Por eso fue un modelo importante para mí; admiraba su tenacidad ante la vida, siempre impecable, trabajadora y perfeccionista. Bien pensado, quizá mi tozudez, esa manía de no aceptar la ayuda de nadie para introducir el chocolate en el brioche eran, en realidad, parte de su legado. Prefería dedicarle tiempo a hacerlo yo misma que ir deprisa, porque de niña pensaba que mi abuela me querría más si veía que era capaz, que podía hacer las cosas bien sola.

Esa rigidez, esa firmeza, en el fondo, eran la consecuencia de que mi abuela fue incapaz de aceptar su situación de refugiada, incapaz de verse a sí misma como víctima, incapaz de mostrar sus limitaciones y vulnerabilidades a sus hijos o a la sociedad. Ahora me apena pensar que no supe ver que ese estrés continuo la dañaba por dentro, pero no era una dolencia física la suya, sino un dolor derivado de las preocupaciones por pagar las facturas a fin de mes y de la responsabilidad de mantener a salvo y sin descanso a su familia.

Me acuerdo muy bien de una época, durante los primeros inviernos que pasó en Francia, en la que padeció infecciones de garganta. Aquel frío al que no estaba acostumbrada, los virus que su cuerpo no reconocía y una bajada del sistema inmune por el estrés acumulado la llevaron a vivir episodios repetidos de tos. Todavía la oigo tosiendo y recuerdo su voz alterada cuando me aseguraba que, aun durante semanas, no pasaba nada, que se trataba solo de un resfriado. En esas ocasiones, cuando mi abuela no podía, era mi abuelo quien venía a buscarme a la escuela, siempre con el sombrero gris y su traje elegante. Parecía recién salido de una novela de Marguerite Duras en la Indochina francesa de los años cincuenta. Era un hombre tranquilo y siempre sonriente; sobre todo recuerdo esa mirada pícara y alegre tan suya. Nunca lo vi enfadarse, ni siquiera con mi abuela, que no era una mujer fácil. Un día en el que ella tenía fiebre, vino él a buscarme, pero con tantas prisas que se le olvidó el sombrero —cosa completamente impensable— y decidió prescindir de pasar por la *boulangerie* a por mi merienda. Eso se me quedó grabado porque no sabía interpretar cuál era el motivo. Estaría preocupado por regresar cuanto antes al restaurante y asumir las tareas propias del negocio, además de cuidar de mi abuela, cuyo único remedio para sus problemas de salud era el Yu Ping Feng San, una fórmula preparada a partir de las hierbas de astrágalo, atractylodes y ledebouriella, que constituye la base principal del sistema inmune en la medicina tradicional china y se utilizaba tradicionalmente para aliviar los resfriados frecuentes, gripes e infecciones, así como para mejorar la energía y la resistencia.

Abrir el Auberge d'Asie era parte de la estrategia de *bà ngoại* para sobrevivir, porque era el único tipo de negocio que permitía alimentar a toda la familia con seguridad. Aunque mis padres trabajaban, cuando era pequeña, algunos de mis tíos aún estudiaban o tenían trabajos precarios, por lo que el restaurante se convirtió en nuestro punto de encuentro, el lugar donde siempre había algo que echarse a la boca.

Me acuerdo de que mi madre me pedía que no molestara a la abuela mientras esperaba a que llegasen mi padre y ella de trabajar, así que al regresar de la escuela (todavía no teníamos la distracción de las redes sociales ni televisión ni juguetes) me quedaba tranquila sentada en una mesa hasta que mi hermana llegaba también del colegio, ubicado en la misma calle. Ella salía una hora más tarde porque tenía dos años más que yo. Mientras yo dibujaba o jugaba con los palillos, ella tenía que hacer sus deberes y, como buena alumna, los hacía sola sin distraerse y, si no entendía algo, no molestaba a mis abuelos, sino que esperaba a volver a casa para preguntarles a mis padres.

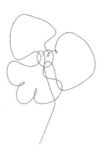

El único momento culinario que compartíamos en familia era la elaboración de los rollitos imperiales vietnamitas, los famosos *nems* (*chả giò*, en vietnamita). Los preparábamos algún que otro fin de semana y aquello parecía un taller organizado en cadena, con mi abuela como capitana, mi madre de ayudante jefa y mi hermana y yo haciendo de pinches.

Para hacer el relleno, nos repartíamos los diez ingredientes de la receta de mi abuela entre las cuatro, por lo que nos tocaba lavar, hervir, cortar, pelar, triturar y mezclar. Luego, cuando el relleno estaba listo, cerca de una hora después, mi hermana y yo éramos las encargadas de hacer los rollitos. Para ello liábamos la mezcla con las hojas frágiles de arroz mojadas en agua tibia aplicando con concentración la técnica precisa para que todos tuvieran el mismo tamaño, tanto de largo como de diámetro, y un cierre perfecto. Después los pintábamos con un poco de huevo batido para que no se deshiciesen durante la cocción, de la que se ocupaba mi madre.

El otro elemento importante del plato era la salsa en la que se moja el rollito, una versión diluida de *nuoc mam,* la salsa tradicional de pescado que se usa en la cocina vietnamita, algo así como el ajo en la cocina española. Se mezcla el agua con vinagre de arroz, azúcar, limón y ajo para darle un sabor agridulce suave, y una pizca de chile para conseguir un toque picante. Para los niños se cocinaba una versión sin picante.

El objetivo de aquellas jornadas era preparar en tres o cuatro horas entre sesenta y cien rollitos poco hechos y dejarlos a punto para calentarlos y dorarlos en la freidora en el último momento, justo antes de servirlos. Siempre hacíamos de más y guardábamos algunos en el congelador. Los *nems* no se comían en días normales, sino que se reservaban para una celebración o reunión familiar. Me encantaban, y como sabía que era mejor aprovechar cuando había, me comía al menos cuatro. No solíamos tomar postre en las comidas cotidianas, pero en las ocasiones especiales mi abuela siempre compraba frutas exóticas, como el mango, que cortaba en trozos, y los colocaba en el centro de la mesa para que todos alcanzásemos.

Para cortar la fruta también existe una manera propiamente vietnamita. En realidad, nunca supe su origen y ahora que la tengo aprendida, no sabría hacerlo de otro modo. En Occidente, para pelar una fruta con un cuchillo, este se sujeta con todos los dedos apuntando a uno mismo y se utiliza el pulgar como guía. Pero en mi caso (y lo hacen igual todas las personas vietnamitas que conozco) lo hago al revés: empujo el cuchillo con el pulgar hacia fuera y lo guío con el dedo índice. Le pregunté a mi madre por qué lo hacíamos de esa forma y me contestó con seguridad: «Para no cortarte», una respuesta que me pareció lógica. Intenté hacerlo a la manera occidental varias veces y nunca conseguí la misma precisión. Supongo que mis manos están programadas para pelar «a la vietnamita».

Muchas veces he sentido la necesidad de degustar y disfrutar de sabores asiáticos, una especie de antojo repentino que me remonta a mis raíces. En Nueva York iba una o dos veces al mes al pequeño restaurante Pho Bang (*phở* es el nombre de una sopa vietnamita famosa), en la calle Mott en Chinatown, el barrio chino. Estaba regentado por el señor Bang, un antiguo oficial de la Fuerza Aérea de Vietnam del Sur, prisionero durante diez años en un campo del gobierno comunista, situado en el extremo norte del país, cerca de la frontera con China.

Si no puedo ir a un restaurante vietnamita, me conformo con uno tailandés, camboyano o chino. No es lo mismo, claro, pero no siempre encontramos exactamente aquello que buscamos. En las ocasiones en que me asalta el antojo, busco los *nems* en los menús, los rollitos frescos de primavera o la sopa pho caldosa tradicional. Lleva vermicelli de arroz con pollo, la cebolleta le da el toque sutil y perfumado que combina a la perfección con especias como la canela en rama, semillas de cilantro, clavos de olor, anís estrellado, cardamomo y pimienta negra en grano... En definitiva, busco el sabor de mi país, uno en el que no he vivido nunca pero que, de alguna manera, fluye por mis venas.

Supongo que me ocurre algo parecido a Proust con su magdalena, una asociación cerebral con la memoria que se despierta por una sensación determinada a través de nuestros sentidos, generalmente el olfato o el gusto, y que nos evoca de inmediato un suceso pasado de forma involuntaria. De este mismo modo, los franceses se llevan el camembert en la maleta; los españoles, el jamón, y los mexicanos, el picante.

Según estudios científicos realizados por la American Academy of Pediatrics, el gusto comienza a «educarse» antes incluso de nacer, ya que el sabor del líquido amniótico de la mujer embarazada varía en función de los alimentos que consume. Algo parecido sucede con la leche materna, en la que se concentran a través de la madre los sabores y las tradiciones gastronómicas que inundan nuestra infancia, tanto para lo bueno como para lo malo. Así, lo que vivimos, aprendemos, sentimos, escuchamos y comemos durante los primeros años de nuestra vida condiciona nuestro futuro. A esa edad temprana absorbemos la información, los eventos, los incidentes, los traumas, los idiomas y el conocimiento sin ser conscientes del impacto que van a tener en nuestra vida, en nuestras decisiones y relaciones. He nacido vietnamita y en mis células no solo está mi ADN y mi genética familiar, sino también el pasado de mis ancestros y algo más difícil de definir que hace que sea única.

Las mujeres, cuando nacemos, tenemos una cantidad finita de óvulos. Esto significa que cuando mi madre estaba en la barriga de mi abuela, ya tenía una cantidad determinada de óvulos; uno de ellos fui yo y otro, mi hermana. Además, la información genética no es lo único que heredamos a través de la cadena de ADN mitocondrial, sino que también recibimos las vivencias de nuestros ancestros, nuestras predecesoras, gracias a esta cercanía biológica que solo ocurre en el género femenino. Así pues, las vivencias de mi abuela materna me afectan porque la mitad de mis genes ya estaban dentro de mi madre cuando mi abuela estaba embarazada de ella.

Pensamos que somos conscientes de la relación que hemos mantenido con nuestra madre porque la hemos vivido, disfrutado y sufrido, pero el linaje también puede alojarse en nuestras células y en el inconsciente. Hay elementos que heredamos de nuestra ascendencia ancestral, como el miedo, la tristeza o los dolores, y también heredamos habilidades, dones, gustos, fuerzas y talentos que nos ayudan a ser personas más plenas. ¿Por qué nos resuenan ciertas cosas y otras no? Aprender a reconocer y aceptar a nuestra madre y abuela, con sus memorias y vivencias, nos ayuda a enfocar nuestra atención en los talentos y dones que hemos heredado, lo cual repercutirá en que vivamos con más plenitud y autoestima.

En definitiva, no somos únicamente el fruto de la fecundación entre dos células de dos personas, y los gustos, el carácter, las habilidades, cualidades y fragilidades no proceden solo de la infancia, sino de infinidad de variables más. Si no fuera así, yo, por ejemplo, sería igual que mi hermana y somos muy pero que muy distintas, aunque compartamos el gusto por la comida vietnamita tradicional. Quizá os pase también que a veces, en una comida familiar, miráis a vuestros hermanos y, asombrados, os decís: «¿Cómo hemos podido salir tan distintos si hemos vivido y crecido en la misma familia y nos han educado de la misma manera?».

Y, por cierto, aunque no suela comer frituras, los *nems* son la excepción que confirman la regla.

Nunca he preparado *nems* en casa y siempre que mis amigos me lo piden, me excuso diciendo que no tengo la receta ni los ingredientes, pero la verdad es que la ausencia de tiempo, las pocas ganas de cocinar y, sobre todo, la falta de paciencia hacen que prefiera evitarlo. Dedicar tres o cuatro horas a algo en concreto es una idea que difícilmente nos planteamos en una sociedad en la que el tiempo es oro y lo queremos llenar de tareas, reuniones, ocio, videollamadas o viajes porque pensamos que más es mejor. Muchos creen que, por estar ocupados, son personas importantes con responsabilidades. En fin, el ego habla sin saber. El gran problema de nuestra sociedad moderna es la falta de tiempo y que lo queremos todo para ya. Vivimos en un mundo de *take away*, mensajes instantáneos, compra impulsiva inmediata, buscador Google, chat GPT y *fast food, fast fashion, fast travel, fast money, fast dating* y aburrimiento rápido también. ¿Cómo encajar en esta vida tan ajetreada la preparación de unos *nems*? No pierdo la esperanza.

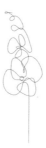

Todavía era pequeña en los años ochenta, pero me acuerdo del lanzamiento del primer PC, la moda punk en Londres, los primeros CD de Madonna y Michael Jackson y los videojuegos de Pac-Man. El primer dispositivo móvil fue la revolución del walkman de Sony y supuso el principio de la era del ocio en el bolsillo.

Por aquel entonces, si querías ver una película en casa, tenías pocas opciones si no te adaptabas al horario de la televisión. Las llamadas las hacíamos desde casa con el teléfono fijo y la información la buscábamos en los libros de la biblioteca. Ahora disponemos de demasiadas opciones, queremos verlo todo y a la máxima velocidad posible, hacer varias cosas a la vez y tener muchas conversaciones simultáneas o chats abiertos. Somos más impacientes que nunca y la tolerancia a la frustración es cada vez menor. El entretenimiento, el mundo profesional, los viajes y las aficiones, la comida... Todo lo queremos para ya o, mejor aún, para ayer, y nos aburrimos de ello en un abrir y cerrar de ojos. El placer que dedicamos al proceso de pensar una idea, crear un proyecto, sentar las bases, esperar mientras se desarrolla, observar la evolución y terminarlo es una opción muy poco atractiva, a menos que te interese la jardinería. Asociamos el cuidado de un huerto y de rosas preciosas a la jubilación, cuando ya no tenemos que trabajar.

Es en la madurez cuando el ser humano, al fin más sabio por su experiencia vital, deja de correr detrás del tiempo y se da cuenta de que necesita reconectar con la naturaleza y vivir al ritmo del placer de ver crecer sus hortalizas y flores. ¿Por qué no educamos entonces a los niños en el disfrute de crear cosas con las manos en lugar de mirar pantallas y vivir en mundos digitales? ¿En el goce del proceso en lugar de centrarnos en el resultado, en vivir el momento presente en vez de pasar por él a toda velocidad?

Hoy, en una época en la que los niños o jóvenes tienen una media de atención de seis segundos y su tolerancia a la frustración es casi nula, me acuerdo a menudo de un ejercicio de paciencia que me enseñó mi abuela cuando yo me ponía de mal humor y montaba un numerito de niña mimada.

La primera vez que pasó fue cuando, al recogerme en la escuela, le dije que quería que me comprara una comba de color rosa con detalles de flores amarillas como la que tenía una niña de mi curso. Mi abuela me contestó que tenía que merecerme ese regalo y que quizá, si me portaba bien, ella se lo comentaría a mis padres para que me la regalaran en mi cumpleaños, pero para eso faltaban todavía dos meses y me enfadé. Sin añadir nada más, *bà ngoại* me llevó a un parque llamado Jardin des Plantes. No estaba de camino a la *boulangerie* donde me compraba la merienda y, en silencio, dimos dos vueltas despacio. No me miraba y hacía caso omiso a mis quejas. Cogidas de la mano, ella marcaba el ritmo a un paso mucho más lento de lo habitual, mientras deambulábamos por el parque sin destino fijo. No había un recorrido marcado ni sabía cuánto tiempo iba a durar aquello porque ese no era el objetivo; tampoco se podía distinguir el final porque el jardín era grande y tenía muchas salidas. No me quedó más remedio que caminar despacio, respirar, mirar los árboles y a los paseantes. Sin saberlo, ese ejercicio me ofreció la oportunidad de estar en el momento presente, ya que no tenía nada más que hacer, y de ese modo mis emociones se deslizaron inconscientemente hacia la tranquilidad.

No sé si estuvimos caminando cinco o veinte minutos aquel día, pero a mí me pareció una eternidad. Al terminar el paseo, mi deseo de tener la cuerda de saltar no se había evaporado, pero ya no sentía esa ansia y, en realidad, lo que me vino a la cabeza fue el brioche con la barra de chocolate. Esa emoción de rabia, tan fuerte, que había sentido en mitad del pecho y que me había provocado un llanto desconsolado se había apaciguado. Respiraba tranquila, las lágrimas se habían secado y salivaba al pensar en mi merienda.

Fue la primera, pero no la última vez, que el recurso de la caminata lenta y en silencio me sirvió para calmarme. Con el tiempo y gracias a mi interés por la meditación ya de adulta, descubrí las bases de esta poderosa técnica zen y experimenté los beneficios de una meditación en movimiento y con consciencia.

Años más tarde, mi abuela me contó que una amiga suya, Minh, había aprendido la enseñanza de la consciencia plena con un monje vietnamita y que aquello le había supuesto una revelación. Encontró la paz interior en la práctica de la meditación, que la ayudó a enfrentar, aceptar y curar sus miedos y, sobre todo, el odio que tenía alojado en su corazón desde que, a causa de la guerra que había matado a su marido, se había visto obligada a huir de su país y dejarlo todo atrás. Sus recuerdos traumáticos y el enfado la alteraban tanto que no conseguía meditar sentada en quietud, así que empezó a hacerlo caminando tal como le había enseñado Thich Nhath Hanh, que estuvo exiliado en Francia desde los años sesenta y que se hizo famoso por su mensaje de paz. Yo no conocía a Minh, pero mi abuela siempre hablaba de ella con mucho respeto y admiración, como una fuente de sabiduría. También desempeñó un rol importante durante los primeros años que mi abuela pasó en Francia, pues ambas compartían la soledad de estar lejos de su hogar y se apoyaban mutuamente cuando flaqueaban. Con todo, la fuerza especial que Minh desprendía procedía de sus cualidades compasivas y benevolentes, que cultivaba mediante la meditación budista. Tras el arresto de su marido, funcionario del gobierno, y el posterior encarcelamiento en un campo de reeducación en el norte de Vietnam, donde murió tres años más tarde a causa de una enfermedad, Minh llegó a Francia con la sola compañía de sus dos hijos. No sé si llamarlo suerte, pero Minh tenía primos en Francia. Ellos la acogieron y ayudaron a la familia a empezar una nueva vida que, aunque llena de recuerdos dolorosos y traumas, fue superando poco a poco gracias al cultivo de la compasión y la enseñanza de la atención plena.

Probablemente debí haberla conocido en persona en algún momento, pero no la recuerdo con claridad porque por aquel entonces yo era muy pequeña. Apenas tengo un vago recuerdo de un día en el que, sentada en uno de mis columpios favoritos de los Jardines de Luxemburgo, miraba a mi abuela que hablaba en vietnamita con otra mujer. No sé si era Minh u otra amiga, y ahora nunca lo sabré.

Aunque mi abuela hablaba un francés formal y educó a sus hijos en escuelas francesas, el idioma que se utilizaba cada día en casa era el vietnamita, y si bien yo nací en Francia, mi lengua materna hasta los tres o cuatro años fue el vietnamita. El francés ganó importancia porque era el idioma que hablaba con mi hermana y, sobre todo, en la escuela, donde jugaba con niños de pelo rubio, castaño y rizado.

Nunca he vivido guerras ni he tenido que dejar mi casa para huir a otro lugar; siempre me he sentido muy francesa, pero si no hubiera tenido lugar la guerra de Vietnam, quizá mis padres hubieran regresado a su país y yo hubiera nacido en Saigón. Mi padre, que estudió Ingeniería, se especializó en el sector textil en la Universidad de Grenoble con el objetivo de trabajar en la fábrica de tejidos, propiedad de su familia en Indochina, pero eso nunca llegó a ocurrir. Mis abuelos paternos abandonaron también su casa, su empresa, su país en la misma época en que lo hizo mi familia materna, y dejaron atrás todo lo que tenían para emigrar a Canadá.

Vivir y huir de un país que ha protagonizado distintos conflictos seguidos durante medio siglo deja secuelas, forja un carácter de combatiente, de superviviente, y condiciona tus prioridades y necesidades vitales. El espíritu y la tenacidad de mi abuela proceden de ese mundo. Ella, que era una mujer fuerte, decidida y luchadora, para mí era solo *bà ngoại*.

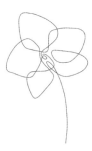

La luz del amanecer ya se filtraba por las ventanillas del avión cuando el comandante nos informó de la inminente llegada al aeropuerto Paris-Charles de Gaulle. Apenas había dormido y tampoco había visto ninguna película. Me había perdido entre mis recuerdos. Había vuelto a casa para ver a mi familia, pero sentía un sentimiento profundo de tristeza en el corazón porque mi abuela nos había dejado y yo no había podido despedirme de ella con un último abrazo.

Llegué una semana después de su muerte para asistir a la ceremonia budista, cuando el cuerpo ya había sido incinerado. Para los budistas, la cremación es un medio de purificar el karma del difunto a través del fuego porque así se hizo con el Buda histórico. La rueda del *samsara*, uno de los primeros símbolos de esta filosofía, representa el ciclo interminable de la existencia en el que la vida continúa a través de la muerte y el renacimiento.

Según la doctrina del karma (o *kamma* en pali), la suma total de las buenas o malas acciones de una persona, incluidos sus pensamientos, palabras y acciones, determina su destino en el próximo renacimiento. El karma no es un destino predeterminado, sino la responsabilidad de cada individuo de crear conscientemente un ciclo positivo de vida para preparar la siguiente.

Los budistas creen que la existencia humana se caracteriza por el sufrimiento y que la meditación, el trabajo espiritual y físico y el buen comportamiento son los medios para alcanzar la iluminación o el nirvana y salir de esta rueda. En algunos países se cree que repetir ciertos mantras limpia el karma, aunque puede ser algo más práctico, como, por ejemplo:

- Sé agradecido por cada experiencia, tanto las buenas como las malas.
- Actúa con compasión hacia todos sin importar lo que hayan hecho y deséales un buen karma.
- Revisa los motivos de tus acciones y asegúrate de que provengan de un lugar de amor hacia ti mismo y por los demás.
- Cuida tu actitud porque los pensamientos negativos crean energía de ira que se vuelve hacia ti; cambia tus pautas de comportamiento conscientemente con lo que te gustaría recibir.
- Perdona. Perdonar puede ser lo más difícil de hacer, pero lo más importante para crear un gran karma. Perdonar es soltar la ira, la amargura y la frustración que albergas internamente.

De acuerdo con el monje mexicano Nandisena, Buda dijo que «los seres son propietarios de sus acciones y las acciones son sus progenitores», y que se requieren tres condiciones para tener una reconexión (o renacimiento) humana:

- unión del padre y la madre;
- que sea el periodo fértil de la madre;
- la fuerza kármica del ser que va a reconectar.

La tercera es fundamental porque somos el resultado de esta fuerza o energía sutil e inconsciente que reconecta con un nuevo cuerpo físico. No es un traspaso completo, sino lo que nos hace únicos y originales. Entiendo que no todo el mundo cree en la reencarnación o el renacimiento ni en el karma, pero creer en la ley de causa y efecto nos puede inspirar a ser mejores personas y desarrollar buenas cualidades. Siempre me ha gustado pensar que soy responsable de mi vida y que puedo influir en las próximas haciendo el bien. El líder espiritual indio Sadhguru dice en su libro *Karma*:

El karma significa simplemente que hemos creado el esquema de nuestras vidas. Significa que somos los creadores de nuestro propio destino. El karma consiste en que uno se convierta en la fuente de su propia creación.

Somos más que genética, metabolismo, carne y hueso. La ciencia aún no ha explicado cómo un niño de tres o cuatro años puede tocar el piano como Mozart. ¿De dónde viene ese don? Es algo innato, una cualidad, un regalo. Al igual que el amor no es fruto del azar, tampoco se puede explicar de manera racional.

Algunas religiones y culturas ancestrales creen que el alma permanece después de la muerte del cuerpo físico. La reencarnación marcada por el peso del karma con el objetivo de la liberación (*moksha*) del ciclo interminable del nacimiento y la muerte es una de las grandes creencias del hinduismo. Hemos perdido nuestro sentido del yo anterior, pero para la siguiente vida terrestre se transmite una energía y una vivencia.

El *Bhagavad Gita*, texto sagrado del hinduismo que estudiamos en yoga, dice:

Inevitable es la muerte de todo lo que nace, inevitable es el nacimiento de todo lo que muere. Entonces, en un asunto que nadie puede prevenir, no te aflijas.

En el budismo prefieren hablar de renacimiento porque implica que, al morir, el cuerpo orgánico regresa a la Madre Tierra y la energía vital del individuo se reintegra con la del universo para que luego nazcan otras formas de vida. No se considera que un alma transmuta de un cuerpo a otro, a diferencia de las creencias hinduistas que sí creen que esta nueva encarnación pasa a un nuevo cuerpo físico. Ambas tradiciones coinciden en que el renacimiento o reencarnación de cada persona se ve influenciado por sus acciones y por las intenciones que hay detrás de ellas, que a su vez datan también de vidas anteriores. Según las leyes del karma, uno acumula más si pasa tiempo pensando en hacer daño a otra persona movido por la amargura y el odio que uno que apuñala y mata a una persona para proteger su vida. No es materia de derecho, ni de moral; es el motivo, la intención de nuestros actos y pensamientos los elementos que definen la acumulación kármica.

No todas las tradiciones budistas siguen los mismos rituales funerarios, pero de manera general, se caracterizan por la actitud sosegada de la familia y por el acompañamiento del moribundo mediante las oraciones de un monje en sus últimos instantes para ayudar a la persona a viajar con serenidad hacia una nueva existencia y que su alma vaya en la dirección correcta. La muerte se considera una liberación del cuerpo físico y nos recuerda que la vida es transitoria. Creemos que nuestra felicidad y nuestra vida dependen de que ciertas circunstancias o personas estén siempre presentes, pero en realidad nuestra existencia es un flujo de causas y condiciones en continua transformación. Buda comprendió que todo es mutable y que no podemos apegarnos y aferrarnos a las cosas para siempre. Incluso al transitar el dolor y la pérdida, aceptar la impermanencia trae alivio.

Cuando regresé a París para la ceremonia budista de mi abuela, me entristeció pensar que no estuve con ella cuando murió en su casa, aunque esperaba que en ese momento mi presencia la acompañase en su último viaje. Egoístamente, quería despedirme de ella. Como nunca había ido a un funeral budista vietnamita, mi madre me avisó de que vistiera una prenda blanca, el color de luto de países como Vietnam, China o Japón.

Al llegar al templo me impresionó la altura de la pagoda, una especie de torre de madera de cinco plantas, que destacaba en el cielo gris otoñal. No era un complejo de techo dorado tan grande ni ostentoso como otros que había visitado en Tailandia. Tampoco se parecía a las estupas blancas de la India o de Birmania ni tenía el encanto de los parques arbolados de los templos que se encuentran en las tumbas de los emperadores de la región de Hué, en el centro de Vietnam. Pero era una pagoda de verdad, ubicada en un lugar inesperado en un barrio de hormigón a las afueras de París. A pesar de la tristeza de la situación, del tiempo que amenazaba tormenta y de la falta de encanto de la pagoda, el lugar inspiraba paz. La gente se desplazaba y se movía con lentitud a su alrededor, te miraba con expresión tranquila y una ligera sonrisa discreta pero perceptible. Me sentía parte de una película oriental rodada a cámara lenta.

Cuando llegué, me extrañó ver a tantas personas de culturas distintas en ese lugar de culto religioso: monjes asiáticos, europeos, hombres y mujeres con la cabeza rapada y vestidos con túnicas de color azafrán, laicos practicantes, miembros de la comunidad ataviados con una vestidura gris que les cubría la ropa. Todos caminaban despacio, hablaban en voz baja, meditaban en silencio, encendían palos de incienso y se inclinaban para orar o preparar los altares.

Entramos por un patio que comunicaba con varias salas, y entre ellas estaba nuestra sala de ceremonias, presidida por la estatua de un gran buda sentado, sonriente, con un halo de luces multicolores que lanzaba destellos a su alrededor. Era esa misma decoración, quizá un poco *kitsch* y que me recordaba los templos budistas del Sudeste Asiático, lo que contrastaba con el ambiente tranquilo y minimalista que imperaba en el templo.

Mi madre nos repartió a los miembros de la familia directa (hijos y nietos de la difunta) una venda de algodón blanco que debíamos colocarnos sobre la frente y atarnos en la nuca. Dejamos los zapatos fuera y entramos en la sala para sentarnos sobre unos cojines en el suelo. Ya había otras personas rezando con incienso frente a un altar lleno de fotografías. No formaban parte de nuestro grupo y me extrañó que no fuera una ceremonia privada, pero así es en los templos budistas: los difuntos se hacen compañía.

En el primer altar había otra estatua de Buda y en el segundo descansaba un retrato de mi abuela del verano anterior. Recordé ese día con nostalgia: habíamos comido en familia en una terraza del parque de Saint-Cloud. Ahí tenía la piel algo morena, sonreía y se podían distinguir unos pendientes de jade, su piedra favorita. Al ver su cara de felicidad y recordar ese momento, los ojos se me llenaron de lágrimas, pero traté de apartar la insoportable tristeza de que no volvería a verla repitiendo para mis adentros lo que nos había dicho el monje: «La muerte es una liberación y tenéis que ayudarla en ese proceso».

Junto a la foto había unos boles de arroz, platos de comida, flores e incienso. Era el almuerzo que tomaríamos después de la ceremonia y que compartiríamos con la difunta, una tradición que repetiríamos cada año el día del aniversario de su muerte.

Durante la oración, que duró más de una hora, el monje vietnamita no dejó de recitar mantras. Ese flujo continuo de palabras iba acompañado del sonido rítmico que hacían dos mujeres vestidas de gris. Una golpeaba un cuenco tibetano con una baqueta de madera y la otra, con un pequeño objeto llamado «pez de madera» (o *mokugyo* en Japón). Los monjes y laicos, en la tradición budista Mahayana, los utilizan para guiar y mantener el ritmo mientras se cantan los sutras.

El Buda dejó un gran legado de enseñanzas y ejemplos para alcanzar la iluminación y liberarnos del sufrimiento existencial que nos llegaron gracias a sus discípulos.

Siddharta Gautama, nacido en una familia de casta aristocrática en la India, estaba destinado a ser príncipe. La primera vez que salió de palacio vio a una persona enferma; en la siguiente, a un hombre viejo, y, en otra, un cadáver. Así fue como se dio cuenta de que los privilegios con los que vivía no lo protegerían de la enfermedad, la vejez o la muerte. Sin embargo, fue el encuentro con un *sadhu*, un asceta mendicante, el que le cambió la vida.

El sufrimiento de sus semejantes lo afectó de tal manera que decidió abandonar el palacio, hogar de su familia paterna, para encontrar la causa del dolor humano y un camino hacia la liberación. Así, el príncipe renunció a su vida mundana y empezó una búsqueda espiritual con prácticas ascéticas extremas que lo dejaron al borde de la muerte. Seis años más tarde, se percató de que aquella mortificación no le estaba llevando a ninguna parte, solo a la frustración. Al final fue consciente de que el camino hacia la paz se debía hacer a través de la disciplina mental. En la ciudad de Bodhgaya, en el norte de la India, se sentó a meditar bajo una higuera sagrada llamada «el árbol Bodhi» y, cuando despertó, había alcanzado la iluminación y, por tanto, se convirtió en Buda, que significa «el iluminado» o «despierto». Hoy día, sus enseñanzas continúan inspirando a infinidad de personas que buscan la iluminación, la paz interior y la liberación del sufrimiento. El énfasis en la experiencia personal, la atención plena, la compasión y la búsqueda de la sabiduría siguen siendo el principio central de la práctica budista.

Mahayana y *theravada* son sus dos ramas principales. La primera, que en sánscrito significa «gran vehículo», es la que más seguidores tiene en la actualidad, está muy extendida en China, Corea y Japón y es la religión principal en Vietnam.

El budismo *theravada*, el más antiguo, se difundió por la India y ahora está más asentado en Sri Lanka (Ceilán), Myanmar (Birmania), Tailandia y Camboya. Se lo conoce también como «pequeño vehículo» y se caracteriza por su tendencia conservadora, ya que se ha mantenido más apegado a la enseñanza de Buda (*dharma*).

En la ceremonia de mi abuela en la pagoda *mahayana*, mientras algunas personas leían en voz alta los mantras escritos en las libretas que nos habían repartido al principio del ritual, yo me quedé escuchando. No entendía ni una palabra. Tenía la espalda cargada por las horas de vuelo y también por la postura incómoda en la que estaba sentada sobre ese pequeño cojín que no se parecía en nada a mi *zafu* de meditación.

Por último, el monje nos dio instrucciones en vietnamita a la familia para que, durante el periodo de luto de cien días, mantuviéramos una actitud respetuosa y digna, a fin de que mi abuela pudiera marcharse tranquila. Me sabe mal admitir que no entendí casi nada de su discurso y fue mi madre la que me lo tradujo; me explicó que ella tampoco había entendido el significado de los mantras porque estaban en pali y en sánscrito, y los cantaban con acento vietnamita. Cuando acabó la ceremonia, nos levantamos, ya con las piernas dormidas y la espalda dolorida, para pasar delante del altar del Buda en dirección al segundo altar.

El ritual acabó con las oraciones individuales de los presentes. Cada uno, con unas varitas de incienso en ambas manos, se detuvo unos instantes frente a la foto de mi abuela. Me incliné tres veces en su dirección y hablé mentalmente con ella para decirle que ya la echaba de menos, para darle las gracias por cuidarnos a todos y para desearle un buen viaje.

Fue una persona importantísima en mi vida, un modelo de mujer fuerte, disciplinada y amorosa, sobre todo durante mi infancia. Y entonces pensé que ella había contribuido a que me convirtiera en una buena persona, quizá no tan fuerte como ella, pero sí disciplinada. De pronto, sentí que yo era el fruto de un linaje vietnamita del que me sentía muy orgullosa.

Entre el humo del incienso quemado, la luz tenue de la sala, las estatuas de Buda y envuelta por ese ambiente místico, me fue difícil retener las lágrimas. Iba a echarla de menos. Todos los recuerdos que evoqué en el avión se convirtieron en emociones dulces, llenas de nostalgia y tristeza, e invadieron por completo mi cuerpo.

No fue esa la primera vez que «recé» para hablar con mis difuntos abuelos delante de sus fotos. Mi padre, el primogénito de su familia, mantenía la tradición vietnamita confuciana del culto a los antepasados que se practica con un altar en la sala principal de las casas. No había ningún Buda en la mía y no se trataba de un culto religioso, sino de algo más bien espiritual y cultural. Sobre la repisa de la chimenea de mi antiguo hogar estaban las fotos de mis abuelos paternos, que habían fallecido cuando yo era muy pequeña. No fui a sus funerales porque ellos vivían en Canadá y yo no podía perder una semana de cole, pero de todas formas su muerte física no representó el fin de nuestra relación. Cada año, el día del aniversario de sus respectivas muertes, mi padre reunía a la familia para conmemorarlos. La comida se convertía en un encuentro alegre durante el que recordábamos momentos bonitos del pasado.

Aunque Vietnam ha recibido la influencia de diversas corrientes filosóficas y religiosas a lo largo de su historia, el confucianismo sigue siendo una parte importante de su cultura e identidad. Las enseñanzas del pensador y filósofo chino Confucio (551-479 a. C.) continúan teniendo un gran impacto en la educación, la ética y las relaciones sociales del país. La llegada de sus enseñanzas se remonta a la dinastía Han en China (206 a. C.-220 d. C.), cuando esta corriente se convirtió en la ideología dominante. La filosofía confuciana se integró en el sistema educativo y en la vida cotidiana de los vietnamitas, influyendo en la forma en que se concebían las relaciones familiares, sociales y gubernamentales. Además, ayudó a establecer una jerarquía social basada en la familia y la lealtad hacia los ancianos. La importancia de la obediencia filial y el respeto a los padres y los ancestros se convirtieron en valores fundamentales y se vieron reflejados en prácticas como las ceremonias ancestrales y el culto a los antepasados.

Años más tarde, en un viaje a México, descubrí la tradición del Día de los Muertos en la que se honra, con su propio folclore de calaveras, colores vivos y altares en casa, la memoria de los fallecidos. Guarda algunas similitudes con nuestra tradición, a pesar de que nosotros la celebramos en la fecha de aniversario de los fallecidos, y en México se celebra cada año el 2 de noviembre.

De pequeña, frente a esa mesa que me llegaba a la altura de la cabeza, tenía que levantar la mirada para ver las fotos. Además, en primer plano estaba toda esa comida que me hacía salivar. Se trataba de un día de fiesta en el que comíamos los mejores platos tradicionales, incluyendo los *nems*, por supuesto. Lo cierto es que no sabía qué decirles a mis abuelos y recuerdo que mi padre siempre me invitaba a contarles, con mis palabras y en francés, cómo me había ido en el colegio o cualquier otra cosa que quisiera compartirles en secreto, aunque yo tenía dudas de si me iban a entender debido a que sabía que ellos no hablaban bien ese idioma.

A pesar de vivir en el extranjero desde hace más de veinte años, mi padre todavía me escribe para recordarme los aniversarios de las muertes de mis abuelos y que pueda así recitar la oración por mi cuenta y compartir este ritual familiar a distancia.

En el siglo XXI, en un mundo globalizado con un flujo de emigración internacional continuo, se considera una gran ventaja crecer hablando dos o más idiomas, pero no siempre ha sido así. En 2003 se publicaron los resultados de un sondeo a dieciocho mil familias de Flandes, la región de habla neerlandesa de Bélgica, sobre el uso de los idiomas, que indicó que, con frecuencia, los hijos criados en un entorno bilingüe no hablaban bien esos dos idiomas. La mayoría tardaban más en aprenderlos y al final los mezclaban. Entonces se pensaba, de manera equivocada, que el bilingüismo podría retrasar el aprendizaje de los niños o confundirlos en sus estudios. Sin embargo, ahora, criarse con dos o más idiomas se considera una ventaja educativa y permite a los niños mantener un vínculo con sus raíces. Imagino que, en mi infancia, conseguir que los niños aprendieran una lengua materna que solo se hablaba en casa cuando se pasaban todo el día aprendiendo el idioma «nacional» oficial no era tarea fácil para los padres.

Aun así, en casa, la lengua vietnamita estaba reservada para todo aquello que tenía que ver con las gestiones del hogar, el colegio, las vacaciones, las notas y la cocina. Pero las niñas, es decir, mi hermana y yo, no participábamos en las conversaciones de adultos. El idioma que compartía con mi hermana era el francés, el mismo que hablaba cuando jugaba, que aprendía en clase y en el que me evaluaban. Por aquel entonces, no le daba tanta importancia al vietnamita porque solo se hablaba en casa y me parecía difícil de pronunciar. Para empezar, mi nombre, Xuân Lan, contiene la «â» neutra, un sonido que no existe en francés. Por otro lado, la lengua vietnamita es monosilábica y a menudo el sentido de la frase lo da la agrupación de dos palabras cortas, es decir, que por separado tienen otros significados (por ejemplo, «Vietnam» en realidad se escribe «Viêt Nam»). Pero la mayor dificultad reside en los seis acentos en tonos muy distintos que multiplican la manera de pronunciar una misma palabra. Otro ejemplo meridiano sería este:

Ca: cantar
Cà: berenjena
Cá: pescado
Cả: todos

Cuando hablaba vietnamita, además, se notaba mi acento francés y se podía percibir mi dificultad para articular los tonos correctamente, aparte de que mi vocabulario era muy básico. No me gustaba contestar al teléfono fijo en casa por miedo a tener que responder en vietnamita a las preguntas de alguno de mis tíos o tías. Además, en las reuniones familiares, los adultos solían reírse de mí. Seguro que lo hacían con cariño, pero no se daban cuenta de que esas burlas me provocaban un profundo sentimiento de ridículo, y un día decidí no hablar más en vietnamita y tampoco contestar al teléfono. Ese incidente con el idioma exacerbó mi timidez a expresarme libremente y me alejó hasta cierto punto de mis raíces.

De los dos a los ocho años, antes de que mis padres se separasen, ambos trabajaban a jornada completa y volvían cansados. El día a día dejaba poco tiempo para grandes conversaciones en vietnamita. Al mirarlo en retrospectiva, me he dado cuenta de que quizá me daba vergüenza que mis padres tuvieran un ligero acento que delataba que no éramos de París, que éramos distintos. No recuerdo exactamente los sentimientos que me generaba de niña el hecho de sentirme diferente. Éramos extranjeros, se nos notaba, pero en mi fuero interno lo que yo quería era pasar desapercibida, ser como los demás. Con el tiempo, el francés cobró importancia en mi vida cotidiana, ya que su gramática compleja, el vocabulario difícil y el temido dictado eran objeto de mucha atención en mis deberes. Si el vietnamita era un idioma complicado de pronunciar, el francés tampoco era mi punto fuerte. Prefería las ciencias, el EMT (Educación manual y técnica, una asignatura de bricolaje) y el dibujo. No sentía que fuera una artista, sino que me caracterizaba, o eso creía, por tener un buen sentido de la observación, una buena técnica para copiar y dibujar objetos, y unas capacidades analíticas y cognitivas buenas, aunque me hubiera gustado tener el talento de mi compañera de clase, Geraldine, que inventaba personajes de manga fantásticos con una técnica impecable que me daban, ahora lo reconozco, un poco de envidia.

El francés siempre me planteó ciertos retos, por ejemplo, no entendía que las palabras *cour* («corte»), *cours* («patio», «curso», «en proceso») y *court* («corto», «él corre») se pronunciaran exactamente de la misma manera al omitir las letras mudas. En algunos casos las normas no seguían ninguna lógica y tenía que aprenderlas de memoria. Así, por un lado, el vietnamita me resultaba difícil de hablar debido a las diferencias tonales, pero, por otro, el francés me parecía una lengua exigente y complicada de escribir correctamente. Estaba conformada por estos dos mundos opuestos que, sin embargo, convivían en mi cabeza.

Salirme de las normas y reglas establecidas no entraba en mi esquema de pensamiento. No me gustaba apartarme del buen camino, pensaba que lo que me decían mis padres era lo correcto y que, si alguien lo había definido así, era lo mejor para todos. Mi respeto excesivo por las normas no encajaba con esa mentalidad francesa revolucionaria a la que le gusta romper con los moldes impuestos. En más de una ocasión, ese apego al buen camino me llevó a situaciones incómodas. Por ejemplo, recuerdo un día, en el cine, en que mi madre me dio cinco francos para comprarme chuches. Esperaba pacientemente mi turno cuando dos niños se colaron para servirse sin preguntar y yo, muy educada, les indiqué que era mi turno. Ellos empezaron a gritarme que era una aburrida y que la cola era para los tontos. No fui capaz de hacer nada y me fui llorando sin las chuches. Mi madre, que no entendía lo que había pasado, no le dio tanta importancia a aquella pelea de niños. Pero yo no comprendía su agresividad ni la razón por la que me hablaron tan mal, como si ellos tuvieran razón. No sé qué me afectó más, si el sentimiento de vergüenza por llamar la atención sin querer, el enfado que sentí cuando me dejé tratar mal por miedo a responder o la rabia de que al final me quedara sin chuches. Años más tarde, fue justo esa actitud atrevida de los demás la que terminó por atraerme y, como no formaba parte de mi personalidad de manera natural, me empezó a gustar rodearme de amigas aventureras, atrevidas y extrovertidas porque me llevaban a lugares que, de otra forma, yo no habría explorado sola. Tampoco era una niña muy expresiva, sino todo lo contrario: era muy tímida, introvertida y tranquila. Hablaba poco, tanto en francés como en vietnamita, ya que prefería escuchar. Físicamente tenía rasgos orientales y, durante mi infancia, mi padre nos cortaba el flequillo a la altura de las cejas y el largo del pelo, liso y negro, por el mentón. Se trataba del corte de taza tradicional de las niñas asiáticas, el más fácil de mantener. De este modo, nunca tenía enredos ni iba despeinada, pero tampoco podía hacerme trenzas ni coletas.

Fui fruto de la primera generación de vietnamitas de posguerra nacida en Francia cuando, por aquel entonces, la mayoría de los migrantes buscaban refugio en Estados Unidos. Éramos una pequeña comunidad de la diáspora de personas de color (la raza asiática, en cierto modo, también estaba catalogada así...), discreta, educada e integrada, pero yo me sentía francesa. Era francesa, soy francesa y es lo que indicaban mis papeles.

Al nacer me pusieron Xuan Lan, un bonito nombre poético compuesto y no muy común, pero tradicional, que significa «orquídea (Lan) de primavera (Xuan)», parecido al de mi hermana Phong Lan, «orquídea del viento». Los nombres de flores eran algo muy corriente en Vietnam, como aquí lo son Rosa, Violeta o Margarita.

Cuando le explico el significado de mi nombre a alguien, su primera reacción siempre es: «¡Qué bonito! ¡Qué romántico!». Incluso añade que le gustaría que el suyo tuviera sentido o estuviese relacionado con la naturaleza, pero lo cierto es que me costó reafirmar mi identidad como «Orquídea de Primavera».

Cuando nacimos mi hermana y yo, con dos años de diferencia, la Administración francesa recomendó a mis padres que nos pusieran nombres franceses para facilitar nuestra integración. ¡Me tocó Solange! En el patio, las chicas se llamaban Stéphanie, Caroline o Isabelle, nombres de actrices famosas, y a mí me había tocado el que estaba de moda en los años treinta.

Nunca me gustó Solange, así que de mayor lo oculté en cuanto pude y empecé a presentarme como Xuan Lan, que era mi nombre de nacimiento. ¿Por qué usar otro? Años más tarde, el nombre de Solange Knowles se puso de moda porque era el de la hermana de Beyoncé, la reina de la música soul, pero era demasiado tarde: mi sentimiento de rechazo hacia él ya no podía cambiar.

Durante mi infancia y época de Solange me encontraba dividida entre dos culturas: la de mi familia, mis abuelos, mis orígenes, y la de mi entorno, mi cotidianidad, mi presente.

Tuve mi primer encuentro con la cultura de una familia cien por cien francesa cuando me fui de fin de semana a Bretaña con una amiga. Géraldine era una niña rubia de pelo ondulado y piel clara con pecas en la nariz. Nos gustaba jugar a imitar a los personajes extraterrestres de piel azul y ojos enormes de los dibujos animados japoneses que veíamos en la televisión. Era una buena amiga de la escuela y, además, vivíamos en la misma calle, a pocos minutos andando de la escuela. A veces, en lugar de ir al restaurante de mis abuelos, iba a su casa unas horas hasta que mis padres venían a buscarme. Sus padres me caían muy bien, eran amables y alegres y no se preocupaban demasiado por si jugábamos o si hacíamos los deberes en la habitación.

Me invitaron a pasar unos días en su casa familiar de Saint-Malo. Nunca había ido de vacaciones en familia y la verdad es que fue todo un descubrimiento. A la hora de la cena todos nos sentamos a la mesa del comedor y la conversación fluía de un lado a otro, de un tema a otro. Los hermanos mayores de Géraldine opinaban sobre lo que fuera, y sus padres, entretenidos y divertidos con las distintas intervenciones, iban haciendo sus aportaciones. Era difícil seguir la conversación, que se dispersaba en todas direcciones y saltaba de las últimas películas al parque temático al que querían ir, a sus colores favoritos para los coches o al *hit* de la temporada. A veces subían el tono, y yo pensaba que se habían enfadado, pero era solo una manera de expresarse. El ruido, mientras se interpelaban los unos a los otros, era constante, y no dejaban tiempo para contestar. Lo cierto es que en mi casa nunca habría hablado de aquella forma con mi familia. La madre de Géraldine, para incluirme en la conversación, me preguntó qué me gustaría echarle a mi pizza esa noche. Me sentí un poco tonta; nunca había comido una porque mi padre no tomaba ni tomate ni queso y no supe qué decir. No estaba acostumbrada a que me preguntaran qué quería comer y, además, lo normal era que en casa la cena fuera un momento tranquilo y casi silencioso en el que se repasaba brevemente la jornada.

El primer día en Bretaña, yo calladita como siempre, me sentía abrumada y descolocada en ese ambiente vivo y a la vez caótico. Sentí que mi familia era muy distinta, no solo por la comida y el idioma, sino también por la actitud, la manera de pensar, de relacionarse, de ser. Por primera vez me sentí más vietnamita que francesa.

Nunca me había cuestionado mi aspecto. No era consciente de la diferencia que existía entre mi físico y el de los niños de piel rosada del patio del colegio hasta que sufrí *bullying*, que en esa época respondía al nombre de «cosas de niños», en este caso, acoso infantil.

Una tarde mi abuela vino a buscarme a la escuela y se quedó unos minutos para hablar con mi profesora. Ese día me sentía muy orgullosa porque había presentado una cartulina que consistía en un *collage* con dibujos de colores que mostraba el cometa Halley. El astro se había acercado tanto a la órbita de la Tierra que se vio casi con la misma intensidad con la que vemos la estrella polar y dejó un rastro polvoriento de distintos tonos al colisionar con nuestra atmósfera. Fue un fenómeno que no iba a volver a repetirse hasta 2061, según la NASA. La profesora había aplaudido mi tarea y la colgamos en una pared del aula. Cuando salimos corriendo del patio para llegar junto a nuestros familiares, yo con la perspectiva de la merienda de chocolate, la profesora quiso felicitar a mi abuela por mi excelente trabajo. Mi abuela intercambió unas breves frases con ella y aquello fue suficiente para que algunos niños escucharan un acento extranjero que denotaba que no éramos de allí. Empezaron a reírse y a señalarme con el dedo. Yo no sabía qué pasaba.

Al día siguiente, en el recreo, algunos se estiraron la piel del extremo de los ojos para imitar la forma de los míos y me llamaron «amarilla». Otro día me dijeron «extranjera» y «chinita». No contesté. Tampoco me defendí porque la verdad es que no entendía a qué se referían. Yo era francesa, estaba en mi país, pero hirieron mis sentimientos y volví a casa disgustada, confundida y dolida. No hice nada hasta que un día un niño me dijo en tono de burla que regresara a mi país. Siempre había mantenido una actitud discreta, tranquila, nunca me había metido con nadie, intentaba sacar las mejores notas y ganarme el aprecio de mis profesores, tal como me habían pedido mis padres. Esas palabras despectivas no tenían sentido en mi mente infantil, pero ese último incidente me molestó tanto que decidí comentarlo en casa.

Los occidentales se construyen a sí mismos como independientes y separados de otras personas, consideran que la unidad básica de la sociedad es el individuo y que los grupos existen para promover el bienestar personal. Por esta razón, la cultura occidental se identifica como individualista, y en ella la singularidad de cada uno es importante y las personas tienden a expresar sus estados o sentimientos internos y a influir en otros.

Por el contrario, los orientales se interpretan a sí mismos como conectados e interdependientes de los demás fundamentalmente (es lo que Thich Nhat Hanh llama el «interser»). La unidad central de la sociedad es el grupo y los individuos deben adaptarse a él para que se mantenga la armonía en conjunto. Por esta razón, en la cultura oriental prima el colectivo. En este entorno, los individuos tratan de modificarse a sí mismos y no influir en los demás para encajar. Adaptarse es lo deseable, amoldarse a otras personas sin querer destacar.

En este sentido, mi *modus operandi* de niña era muy oriental: no me quejaba, no destacaba ni expresaba mis sentimientos buenos o malos. No quería crear conflicto ni enfrentarme a los demás.

Ante aquella situación extrema, cuando un niño me invitó a marcharme a mi país, mis padres me explicaron la ventaja de ser «como una banana»: amarillo por fuera y blanco por dentro, con doble cultura, una doble ventaja que me permitía distinguir y quedarme con lo mejor de ambos mundos. Por ejemplo, al ser asiática, no me quemaba la piel con el sol y nunca me pondría roja como una gamba. Esa, sin duda, sería una gran ventaja. Sobre el insulto de «chinita», mi padre insistió en la ignorancia de esos niños: Vietnam es un país casi tan grande como Alemania y había sido el único capaz de derrotar a Estados Unidos, considerado el país más poderoso del mundo, de manera que tenía que sentirme muy orgullosa de ser vietnamita y de formar parte del legado de un pueblo fuerte y luchador. Así que, por mucho que no me gustase el conflicto y lo rehuyera, gracias a las explicaciones de mi padre me preparé mentalmente para responder y proteger mi honor vietnamita. Sin embargo, no tuve la oportunidad de enfrentarme a los que se metían conmigo; quizá se buscaron a otra víctima. También es cierto que, para evitar otra situación desagradable, mis padres le pidieron a mi hermana que me vigilara en el patio.

Antes nunca había cuestionado mi físico, ni siquiera tenía consciencia de ser oriental y de que eso supusiera una diferencia notable. Hasta que esos incidentes tuvieron lugar, jamás había tenido la necesidad de compararme.

Un día de esos en los que regresé del colegio de mal humor, mi madre me contó el relato de la belleza, la pureza y la fuerza del loto, una preciosa flor sagrada que se asocia con la figura de Buda y con sus enseñanzas. Aunque crece en aguas turbias y pantanosas, tiene unas formas hermosas y delicadas y su perfume es intenso y agradable. La moraleja del cuento es que, al igual que la flor de loto, podemos encontrar la belleza y la fuerza en situaciones difíciles y es posible superar los obstáculos para alcanzar nuestra verdadera esencia. Mi madre me dijo que yo también era una flor oriental, una orquídea, hermosa y fuerte, con una capacidad de adaptación enorme y una larga vida por delante. Además, me explicó que estas destacaban por su belleza original: no tenían la forma prototípica con los pétalos del mismo tamaño que salen alrededor del centro, como la margarita, la rosa o el loto, sino que se distinguían por la complejidad de sus corolas constituidas por tres sépalos grandes externos, dos laterales y uno dorsal, y tres pétalos más pequeños internos.

Esta historia me ayudó a comprender que, detrás de la delicadeza, puede esconderse la fuerza y la determinación y que todas las flores no son iguales, sino que cada una cuenta con unas características y belleza propias.

Años más tarde, al leer el libro *La doctrina del medio,* atribuido a Confucio, entendí aquel concepto del filósofo que me habían inculcado mis padres: la búsqueda del equilibrio y la armonía en todos los aspectos de la vida. El «camino medio» sostiene que la virtud y la sabiduría se encuentran al sortear los extremos y buscar un equilibrio en todas las cosas. En resumen, esta filosofía comenzó a aplicarse en las relaciones interpersonales y promovía evitar caer en el exceso o en el defecto, además de abogar por mantener un equilibrio respetuoso en los pensamientos, acciones y emociones para alcanzar una vida virtuosa y que la sociedad viviera en armonía, alejada de la agresividad y la pasividad.

De este modo, los siguientes cinco grandes legados de la filosofía de Confucio me fueron guiando:

1. Ética y moral. Alude a la importancia de la rectitud, la benevolencia y la virtud en nuestra vida cotidiana, promoviendo así la armonía social y la nobleza de carácter.
2. Relaciones humanas. Es fundamental fomentar las relaciones familiares y sociales basadas en la obediencia filial, el respeto hacia nuestros mayores y el cuidado de los demás en la sociedad.
3. Educación. Es el medio para el crecimiento personal y el desarrollo de una sociedad mejor. Confucio creía en la enseñanza práctica y en la búsqueda constante del conocimiento.
4. Rituales y etiqueta. Valorados como formas de mostrar respeto y mantener el orden social. Seguir las normas sociales establecidas ayuda a mantener la armonía y la estabilidad.

5. Gobierno justo. Confucio siempre abogó por un gobierno justo y benevolente, donde los líderes gobernaran con sabiduría y moralidad, priorizasen siempre el bienestar del pueblo y promoviesen la justicia en la sociedad.

Hace unos años, cuando decidí cambiar de rumbo en mi vida laboral, hice un ejercicio de *coaching* en el que repasé y analicé mi actitud, cualidades y objetivos profesionales. Fue ahí cuando me di cuenta de que mi carácter, mi manera de ser y de pensar estaban forjados por una educación familiar muy vietnamita inspirada en la filosofía confuciana. Al mirar hacia atrás, vi el impacto que habían tenido la enseñanza y las vivencias de mi infancia, con sus aprendizajes, traumas, recuerdos y encuentros, en mi vida adulta.

Sin saberlo, era el resultado de los valores de Confucio. Siempre fui una chica recta que respetaba las reglas y la ética aprendida en casa, no entendía el sarcasmo del que se burlaba de una persona débil o, por poner algunos ejemplos, tardé años en entender y disfrutar el humor de la mítica película *Papá Noel es un desastre* (1982) o *La cena de los idiotas* (1998) porque sufría por el pobre personaje maltratado y objeto de todas las burlas. No me gustaba reírme a costa de nadie, y mucho menos si esa persona era yo porque no tenía ningún sentido de la autocrítica.

No era caprichosa, aunque ahora, con un poco de perspectiva, entiendo que quizá fui una niña reprimida con poca espontaneidad por miedo a molestar y a no querer llamar la atención. No quería destacar, prefería pasar desapercibida a ser la líder de la clase, y mucho menos ser la *it girl* del patio. Ya de adulta, durante muchos años seguí siendo la chica discreta y trabajadora con una ambición limitada, lo suficiente para obtener el respeto de mis compañeros y jefes, pero sin necesidad de ser la *number one.* Me faltaba audacia, sentido de la aventura y competitividad, y el pudor vietnamita mezclado con mi timidez me llevó a ser una buena ejecutiva en la sombra en lugar de querer destacar en mi carrera profesional. Pero nunca hay que rendirse a los propios automatismos y a lo que nos han programado para hacer desde nuestra infancia: el cambio es posible, pero hace falta esfuerzo y salir de la zona de confort.

Mis padres siempre insistieron en la importancia de los estudios, de sacar buenas notas y estudiar determinadas carreras universitarias. Se trataba de un camino predeterminado. Las carreras profesionales en arte, psicología, historia o letras no contaban para ellos, solo valían las materias como las ciencias y las matemáticas, pues eran las que te preparaban para ser médico, ingeniero o economista. Ser abogado no era ni siquiera una opción. Mis padres tampoco eran lo que se llama «padres tigres»: competitivos, obsesivos y autoritarios con un modelo inflexible de crianza. Nos dejaban tiempo de ocio y descanso, pero eran exigentes y para ellos el éxito académico era prioritario.

Ser un buen estudiante que se esforzaba permitía conseguir un trabajo en una gran empresa, lo que se consideraba una «buena situación» según sus criterios y los de la sociedad en general. Servía para ganarse el respeto de los compañeros y, sobre todo, era la mejor manera de integrarse en el país sin que nadie nos pudiera tachar de extranjeros no deseados. Si la educación y el desarrollo personal son valores capitales del confucianismo, estos tenían también el objetivo de facilitarnos la vida porque nadie quería volver a empezar de cero, aceptar trabajos duros o que no le gustaran (como les pasó a mis abuelos tras marcharse de Vietnam). En el fondo, yo no quería ser un problema para mi familia, sino que buscaba convertirme en su apoyo, en un buen ejemplo para ellos, para mi entorno y, en definitiva, para la comunidad vietnamita.

De pequeña era muy buena alumna y sacaba sobresalientes en todo, pero no tenía ningún don ni era más inteligente que los demás, simplemente me dedicaba a los estudios como si fuera una necesidad vital ya que, de alguna manera, lo era. Mis padres insistían en la constancia, la concentración y la buena actitud (y rectitud) en la escuela. Quizá por aquel entonces ya era una persona muy *mind-*

ful y atenta, sin ser consciente de que lo era, y no me perdía en el *multitasking* y las distracciones de las aulas.

Mi abuela decía que yo era una flor cuyo color de pétalos estaba ya predeterminado por la genética de mis semillas, pero que, con el tiempo y voluntad, podría florecer y crecer hacia donde quisiera y como yo quisiera, crecer más, ser más longeva o con un perfume distinto. La información genética que recibimos de nuestros ancestros, amigos, padres y sociedad se deposita en nuestra consciencia de la misma manera que la tierra recibe las semillas que caen sobre ella. Tanto las que están enterradas como las que habitan en las profundidades de nuestra consciencia no resultan visibles. Tan solo en el momento en el que se manifiestan en nuestra mente nos damos cuenta de que están ahí. Cuando estamos felices, podemos llegar a creer que la semilla de la ira no existe en nosotros, pero tan pronto como una persona nos molesta, esta se manifiesta. Esto es porque contienen miles de años de energías de hábitos. El término sánscrito para «energía de hábito» es *vashana*, que significa «perfumar, infundir, fecundar». Si quieres preparar té de jazmín, tienes que recoger flores de jazmín, guardarlas en una cajita con té y cerrarla herméticamente. Unas semanas más tarde, las hojas se habrán impregnado del profundo aroma de las flores de jazmín, habrán absorbido su fragancia. Asimismo, nuestra consciencia interior tiene una gran capacidad para recibir y absorber «perfumes» y «aromas».

Todo lo que vemos u oímos lo interpretamos basándonos en las energías de hábito. Si doblas una hoja de papel, es difícil volver a alisarla hasta quedar sin un pliegue y, por tanto, el papel retiene la energía de su estado arrugado. A las personas nos ocurre lo mismo. Si nos enfadamos con un buen amigo por un incidente grave, nos resentimos, y ese es un sentimiento que puede durar días o años sin importar que el otro haya cambiado. Si el incidente no tiene más importancia y nos quedamos con esa energía de hábito de resentimiento, estaremos atrapados en un esquema de pensamiento negativo hacia dicha persona. Aunque la situación no sea la misma y el incidente no haya tenido consecuencias, nos quedamos «arrugados» como el papel. Las energías de hábito que contienen las semillas afectan la forma en que nos comportamos, vemos, sentimos nuestro entorno. Este término tan importante en la psicología budista no es fijo e inmutable, ya que se pueden crear nuevas energías de hábito con la atención plena. Si las observamos, podemos transformarlas y no quedarnos atrapados en comportamientos y sentimientos que nos duelen y hieren a otros.

No estoy segura de que el camino académico que seguí fuera una elección mía voluntaria. No me desagradaba, pero lo tomé conforme al deseo de mis padres. Asistí a una escuela de negocios reconocida en París para después trabajar en una gran empresa. Sin darme cuenta, mis decisiones estaban marcadas por el peso de mis orígenes vietnamitas, mi linaje familiar, mi educación estricta y una personalidad programada. En definitiva, aquella era mi energía de hábito.

Había cumplido con mi deber: ser una buena hija vietnamita.

Meditación caminando

Caminar con plena consciencia es una práctica meditativa en movimiento que nos permite salir del modo de piloto automático, nos reconecta con nuestro cuerpo, con las sensaciones que aparecen cuando ponemos un pie delante del otro y con la simple e increíble experiencia de caminar sin objetivo ni destino. La postura erguida de pie, el ritmo del andar, cada paso con la alternancia de equilibrio y propulsiones, fases de apoyo y fases oscilantes, el silencio y la lentitud te llevan a un estado de profunda tranquilidad mental que favorece experiencias de índole espiritual.

Prepara el anclaje en la postura

Ponte de pie, con los pies separados para una mayor estabilidad y con los brazos en los costados. Siente cómo tu cuerpo se eleva verticalmente mientras notas el peso repartido en las plantas de los pies, como si fueras un árbol profundamente enraizado en la tierra. Las piernas están activas para sostenerte, pero sin bloquear las rodillas.

Mantén la cabeza y el cuello alineados con la columna, los ojos abiertos hacia el horizonte durante todo el ejercicio y una ligera sonrisa en los labios.

Respira profundamente unas cuantas veces. Inhala por la nariz y aprovecha las exhalaciones para liberar tensiones en el cuerpo, la cara, la frente, la mandíbula, los hombros, el abdomen...

Empieza a caminar con consciencia plena

Comienza a dar un primer paso lentamente: levanta un pie, llévalo hacia delante y luego colócalo en el suelo. Siente el movimiento del pie en el suelo, desde el talón hasta los dedos, al tiempo que tomas consciencia de que tu peso se transfiere a ese pie que se apoya completamente en el suelo, para pasar luego a levantar y mover el otro pie hacia delante.

Sé plenamente consciente del contacto entre las plantas de tus pies y el suelo.

Y cada vez que tu mente te aleje del ejercicio, date cuenta de ello y simplemente devuelve tu atención a las sensaciones que se desarrollan en las plantas de los pies.

Continúa ampliando el foco de atención

Poco a poco, podrás ampliar la consciencia de tu experiencia de caminar a ambas piernas, a todo tu cuerpo, sin cambiar el ritmo del paso y siempre consciente de todas las sensaciones que surgen, se modifican y luego desaparecen.

Estate contigo mismo/a cuando tus pensamientos te distraigan del ejercicio.

En la meditación caminando adaptamos nuestros pasos a nuestra respiración y no al contrario. No intentes controlar tu respiración, entrega a tus pulmones el tiempo y el aire que necesiten y nota cuántos pasos das en cada inhalación y en cada exhalación.

Continúa caminando así el rato que quieras.

Lleva la meditación caminando a tu día a día

Una vez hayas experimentado la paz y la serenidad que resultan de esta técnica meditativa, podrás practicar la meditación caminando en plena consciencia donde quieras y cuando quieras, pero siempre lentamente.

Si necesitas tomar una decisión importante, calmar tu mente o comprender tus emociones, podrás caminar con atención plena para conseguir una mayor comprensión, escucha y compasión.

También puedes hacer de esta meditación caminando una práctica diaria: elige un lugar (una escalera, un camino o la distancia entre dos árboles en un parque o bosque) para practicar tu meditación caminando todos los días. Cualquier trayecto o espacio sirve para meditar caminando porque andas en la dirección de la vida, disfrutando de la paz en cada momento y a cada paso, sin prisas.

Accede a esta y otras prácticas a través de este QR:

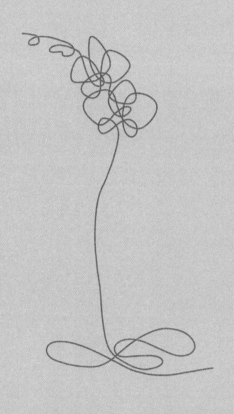

Segunda parte

En camino

Cada persona nace con un carácter, gustos, fortalezas y debilidades que va descubriendo con el tiempo gracias a la experiencia de vida, los encuentros, las relaciones, y sobre todo los éxitos, las penas y los fracasos.

La vida política y social de Francia no era un tema que mis padres comentaran con nosotras cuando éramos adolescentes, y tampoco tenían suficiente perspectiva crítica sobre algunos aspectos relacionados con la historia, la cultura y los cambios sociales que se habían desarrollado en el país durante aquella época. Yo me sentía y era francesa, pero mi educación familiar se basaba en la filosofía oriental y la de Confucio, el respeto, la discreción y el trabajo, por lo que no fomenté ni utilicé mi capacidad de cuestionar, de compartir, de expresarme para confrontar ideas y abrirme a otras nuevas. Cuando estudié el bachillerato, tenía toda la información de la educación nacional en mis libros y cuadernos, pero aún no había desarrollado el espíritu crítico (y revolucionario) tan propio de la mentalidad francesa. No me gustaban las asignaturas de francés, filosofía o historia; prefería el griego antiguo, la física, las matemáticas o el inglés porque me parecían más lógicas.

Como todos los padres, los míos estaban felices cuando me saqué el bachillerato con matrícula de honor. Mi padre se mostraba especialmente orgulloso, la mención era una señal de éxito no solo educativo, sino también social, y llamó a todos sus hermanos y hermanas para contárselo. Además, no paraba de comentarlo en las cenas y encuentros con amigos *Viet kieu* (nacido en Vietnam, pero que vive fuera del país). En esas reuniones, el éxito en los estudios y el prestigio de las universidades o escuelas donde estudiaban los hijos era uno de los temas más recurrentes y repetidos en todas las conversaciones porque se consideraban una muestra de buena integración en la sociedad, de éxito familiar, y, como era de esperar, no entraban en temas emocionales o personales.

En aquella época, como mis padres estaban separados y yo vivía con mi madre, fue ella quien siguió mi proceso. Estaba muy aliviada con el resultado porque consideraba que había tenido suerte cuando, por falta de tiempo, decidí dejar de lado una parte del programa y centrarme estrictamente en otra. Pero todo salió bien porque durante el año había estudiado y trabajado, y gracias a ello recogí mis frutos.

Coincido plenamente con la célebre frase atribuida a Séneca, según el cual la suerte se da cuando la preparación se cruza con la oportunidad, porque defiende que la suerte no es algo azaroso, sino un proceso de preparación que te predispone a saber percibir y aprovechar los frutos del trabajo en el momento adecuado.

Siguiendo las «instrucciones» de mis padres, me matriculé en una buena universidad de París para empezar una carrera en economía y finanzas. Todos mis amigos querían trabajar en finanzas de mercado y bancos, y viajar a Hong Kong, Londres o Nueva York para entrar en entidades financieras prestigiosas y lucrativas. Yo seguí la inercia, la tendencia, y después de los cuatro años de carrera pensaba completar mi formación con un máster en Finanzas. De hecho, hice las prácticas de fin de carrera en un banco parisino: me pasé tres meses delante de dos pantallas de ordenador, metida en una sala de operaciones del mercado de valores, en las que solo se indicaban números y valores bursátiles en constante cambio... Me resultó tremendamente aburrido. Fue entonces cuando me di cuenta de que mi capacidad para el cálculo mental y para el manejo de los números de manera abstracta era pésima. Esa experiencia decepcionante fue una gran oportunidad para aceptar que aquello no era lo mío, y cambié de carrera para hacer un máster en Dirección de Empresas en el sector digital emergente y en nuevas tecnologías. Al terminar, mi sueño era irme a Estados Unidos para trabajar en una empresa digital, ya que en Francia había pocas ofertas para los recién graduados.

El salto a Norteamérica no fue lo que esperaba, pero al mismo tiempo tuve suerte porque se me ofreció la posibilidad de trabajar en una empresa pequeña de exportación de productos gastronómicos franceses. A pesar de no ser el puesto con el que soñaba y de que mis padres me aconsejaron no precipitarme y buscar con más calma un trabajo mejor en una gran empresa de París, sentí que no podía dejar pasar esa oportunidad y me fui. Me faltaba vivir fuera de casa para aprender a descubrir mis habilidades y enfrentarme a la vida para crecer como persona y ser un yo más completo.

En general, Nueva York y Norteamérica se caracterizan por el concepto idealizado del *American Dream*, que apunta a un mundo de oportunidades que uno debe saber aprovechar en el momento adecuado para no quedarse atrás. Cada cual se preocupa por lo suyo y sobrevive como puede, trabaja duro sin esperar ayuda de las instituciones, de la sanidad pública o de las subvenciones, y la competitividad es el *modus operandi*.

El estilo de vida estadounidense, el dinero ostentoso de las finanzas o el consumo a crédito se oponían a lo que había vivido hasta entonces en el entorno de una comunidad marcada por los valores budistas y por una convivencia basada en la compasión, la humildad, la familia y la interdependencia. Sentía que el peso de mi linaje, mis raíces, mi programación y mis automatismos parisino-vietnamitas estaban cambiando en ese nuevo país. Me adapté al estilo de vida neoyorquino, desconocido para mí, un poco como los pingüinos, las únicas aves no voladoras que utilizan las alas convertidas en aletas con huesos para bucear en aguas heladas. No olvidaba los valores intrínsecos de mi educación oriental tradicional ni la cultura de la vieja Europa, pero como joven adulta lejos de casa comencé a liberarme de algunas ataduras para descubrir nuevos horizontes en la ciudad de las oportunidades y para disfrutar de la mentalidad abierta que reinaba en esa parte de Estados Unidos. Allí no sentía el peso de la austeridad vietnamita sobre mi manera de ser, de hablar o de vestirme; podía ser quien quisiera, pero aún no sabía quién quería ser.

Había llegado a Nueva York sola y había conseguido montarme una vida que me parecía nueva e interesante. Laurent, mi amigo de la universidad, me propuso ocupar la habitación pequeña de su apartamento de dos habitaciones de sesenta metros cuadrados en la calle 86 West, en el barrio del Upper West Side, cerca de Central Park, y me pareció un buen plan para empezar y estar acompañada. Ya me imaginaba saliendo a correr por el parque con él y disfrutando de los cafés y tiendas de aquella zona residencial segura y joven en Manhattan.

Laurent llevaba ya un año en la ciudad y trabajaba en una empresa financiera como bróker, un tipo de vendedor de productos financieros que manejaba acuerdos millonarios cada día por medio de las pantallas de los ordenadores y el teléfono. Nos conocimos en Dauphine, la universidad de negocios de París, pero cuando él decidió seguir con el máster en Mercados Financieros, yo opté por el de Administración de Empresas en el entonces novedoso sector digital. Laurent tenía un don para las matemáticas del que yo carecía. Al año siguiente, aunque nuestros caminos se habían separado en aulas distintas, seguíamos viéndonos regularmente. Tuvo la suerte de encontrar un *stage* en un banco de Nueva York después de graduarse, su primer trabajo, y, mientras, yo buscaba la manera de entrar en un sector que apenas despegaba en Europa.

Por mi parte, aunque mi primer empleo en Nueva York en la pequeña empresa francesa de alimentación no tenía nada que ver con mi perfil, lo acepté porque era una oportunidad que no podía dejar pasar. La empresa me tramitó el visado H1B de trabajo y llegué a Manhattan con dos maletas y mucha ilusión.

Me instalé en la habitación libre en casa de Laurent, que estaba en un edificio de quince plantas con más de veinte apartamentos por planta y portería las veinticuatro horas. Lo que más me impresionó fue que la lavandería estuviera instalada en la entrada del edificio, hasta que descubrí que tenía todo el sentido porque nadie disponía de espacio suficiente en casa como para tener lavadora propia, de manera que llevábamos nuestras bolsas de ropa a lavar por kilos. Pronto comprendí el estilo de vida de la ciudad: mucho trabajo, mucha diversión y poco tiempo para las tareas domésticas y estar en casa. Tampoco cocinaba, solía alimentarme a base de *take away* que cogía de camino a casa. Además, aunque el supermercado que había cerca de donde vivía estaba abierto veinticuatro horas, no tenía demasiada oferta de productos frescos, así que comprar algo listo para llevar era la solución fácil y casi más saludable.

Durante ese tiempo, había conocido a gente de distintos orígenes que se dedicaba a actividades variadas. Estaba lejos del mundo parisino cerrado, comenzaba a descubrir una vida cultural y de ocio apasionantes y trabajaba en lo que me gustaba.

Después de estar más de un año trabajando casi sola en un rincón de la oficina en la empresa francesa, al fin me incorporé a una empresa digital estadounidense, una *start-up* llena de gente joven y que, además, pagaba bien. A menudo comparaba mi situación con la vida que hubiera llevado en París, donde habría trabajado un año o más como becaria para empezar después desde lo más bajo de la jerarquía de cualquier empresa y sin capacidad económica para independizarme de casa. Quería que Nueva York me proporcionara las alas fuertes de los pingüinos para bucear lejos y, para ello, necesitaría nadar mucho en aguas heladas.

París era un *cocoon* familiar, un lugar fácil de manejar, y mi timidez estaba protegida por el entorno conocido, mi hermana, mis padres, los contactos y los amigos. Siempre tenía a alguien dispuesto a apoyarme o ayudarme. Nunca había tenido la necesidad de destacar ni competir. Sin embargo, en Nueva York entendí que tenía que abrirme paso a codazos para encontrar mi lugar, porque allí nadie te haría un hueco cómodo para sentarte. Me lo tenía que ganar.

Eran poco más de las siete y cuarto de la mañana y, bajo una ligera nevada, esperaba el autobús M68 protegida entre una piña de personas cuyos rostros, totalmente cubiertos con gorros y bufandas gruesas, resultaban completamente irreconocibles. Recuerdo que el termómetro marcaba 38 °F, unos 3 °C, una temperatura muy habitual en Nueva York durante el invierno. El mal tiempo estaba dificultando el tráfico —ya de por sí complicado— y tampoco permitía caminar por el parque helado. Como yo, muchos preferían atravesar Central Park en un autobús con calefacción en lugar de dar un paseo —habitualmente muy agradable— hasta la entrada del metro, situada en la misma calle Ochenta y seis, a la altura de la famosa Quinta Avenida. Esas bocas de metro recibían millones de pasajeros a diario y, en hora punta, nadie se miraba a los ojos. Cogí el tren para llegar a mi destino: la estación de Wall Street, de la que me separaban dieciséis paradas. Al salir de la estación de metro en el distrito financiero, el barrio más al sur de la isla, el viento fuerte y helado del océano me dio un latigazo en la cara a pesar de llevar bien sujeta la bufanda que me cubría hasta la nariz. Inmediatamente me tapé las orejas con las manos hasta llegar a mi edificio, a dos calles del famoso World Trade Center y de sus imponentes Torres Gemelas. Ciertamente, ese *commuting* diario de transporte, que podía durar unos cuarenta y cinco minutos, representaba un equilibrio de logística muy propio de esa ciudad que distaba mucho de mi vida en París, donde solía moverme cómodamente en mi coche Mini rojo de segunda mano sin calefacción, en su versión británica original con toque *vintage* donde no cabían dos adultos atrás.

En Nueva York nadie tenía coche propio. Todo el mundo, sin excepción, se movía en transporte público o en el típico taxi amarillo, un medio de transporte que me reservaba para volver a casa de noche porque era caro, y no debía olvidar que, aunque trabajara en el barrio de Wall Street, no lo hacía en el sector de las finanzas, así que tenía que controlar mis gastos porque Manhattan era una isla muy cara.

Efectivamente, un año después de haber empezado a trabajar en la empresa francesa de alimentación, conseguí un puesto en el departamento de marketing y publicidad de iBefun.com, una *start-up* de internet. Aunque había estudiado Economía y Finanzas en París y algunos de mis compañeros de estudios trabajaban ya en entidades financieras en Nueva York y tenían vidas de ensueño a los veinticinco años, yo había elegido dejar las fórmulas matemáticas complicadas por un sector nuevo que me parecía más atractivo.

Me contrataron después de dos entrevistas, a pesar de mi temor de no estar suficientemente bien cualificada, ya que no tenía mucha experiencia en ese ámbito, salvo un *stage* de cuatro meses en un departamento de contenidos digitales de Canal+ en París.

Ese puesto en iBeFun.com no eran prácticas, sino un trabajo de verdad con objetivos y responsabilidades limitadas. Las primeras semanas me resultaron duras porque pensaba no estar a la altura. No entendía nada y tampoco me ayudaron a integrarme. Estaba desbordada con el traspaso de tareas y, además, me dieron acceso a unas carpetas sin darme muchas explicaciones, y todo tenía nombres técnicos e ininteligibles para mí. Me costó conocer el grupo de webs que llevábamos y comprender qué era el grupo iBeFun. Necesitaba hacer una investigación de mercado, así que, por las tardes, desde casa, me conectaba a internet con mi ordenador Apple de color naranja en forma de huevo semitransparente para estudiar las webs de la empresa y entender mejor lo que pretendía vender a los anunciantes. También preparaba los informes en Excel y, sobre todo, ensayaba las presentaciones en voz alta porque mi timidez me paralizaba cuando tenía que hablar en público, aunque solo fuera delante de tres compañeros de la oficina.

No conocía el mundo de la publicidad, me impresionaba tratar con las agencias que hacían las grandes campañas para las pantallas de Times Square o las grandes cadenas de televisión como NBC o ABC. Mi trabajo era a la vez técnico y comercial, ya que me tocaba crear propuestas personalizadas para grandes cuentas, pero para mí lo más difícil era «vender». No tenía carácter de vendedora ni estaba acostumbrada a llamar a desconocidos para ofrecerles clics, páginas vistas y usuarios únicos web. Mi educación familiar y académica no me había preparado para las presentaciones, la elocuencia, la negociación ni el *chit chat* necesario para crear una red de relaciones profesionales. Pensaba que el hecho de asistir a inauguraciones, festivales y fiestas con mis amigos Paul y Jenny me abriría puertas y me ayudaría a conocer a gente del sector de la publicidad, pero resultó una mera excusa falsa para apuntarme a cualquier plan divertido y vivir la vida neoyorquina.

El final de los noventa, la época de la burbuja de las puntocoms en internet, estaba basado en una ilusión económica. Una *startup* de internet o *tech* con una buena idea de negocio, aunque aún no rentable, ubicada en una torre moderna de Nueva York, liderada por un equipo de jóvenes dinámicos y de estilo relajado, se proyectaba para salir a bolsa, multiplicar su valoración bursátil y ganar mucho dinero. O al menos eso creían sus fundadores para contratar perfiles júniors como el mío con un buen sueldo, no completamente justificado por mis responsabilidades, que incluía un paquete de *stock options* y una pequeña (minúscula) participación en acciones de la empresa cuando saliera a bolsa (si lo hacía). Nos vendían humo, un humo bonito, pero todos nos lo creíamos.

iBeFun.com era un grupo de sitios web dedicados al público adolescente estadounidense entre doce y dieciocho años, una audiencia que me era totalmente desconocida y que tenía que dominar en poco tiempo para ser operativa. Estábamos en la era prerredes sociales, cuando los jóvenes del país empezaban a pasar más tiempo en internet para jugar, comprar, intercambiar y buscar información, pero antes de que existieran Facebook y los *smartphones*. El potencial estaba claro, el momento era oportuno, la empresa parecía la nueva estrella de las puntocoms, Nueva York era el sitio idóneo, pero la emoción convivía con la ansiedad de no estar a la altura.

A pesar de haber tenido un arranque difícil, me sentía muy orgullosa de trabajar en esa nueva empresa en la planta veintiocho acristalada de un rascacielos de Nueva York, aunque mi despacho no tuviera ventana y mi trabajo tampoco fuera tan interesante visto ahora con un poco de distancia. Dependía de la vicepresidenta de marketing, una mujer de unos treinta y cinco años, estilosa, siempre vestida con marcas de moda de última tendencia que solo se encontraban en los barrios del Soho o en el West Village. Había estudiado en la prestigiosa Universidad de Pensilvania, aunque era originaria del estado de Virginia, y vivía en Nueva York desde hacía menos de cinco años, como la mayoría de las personas que conocía. Nadie o muy pocos eran neoyorquinos de nacimiento; casi todos procedían de otras partes del país y del mundo y habían llegado a esa ciudad para vivir una experiencia nueva, ganar dinero y colgarse una medalla personal —«*I made it*»— antes de regresar a su pueblo para vivir mejor de lo que lo hacían antes de partir. Los estadounidenses, y quizá la gente que vive en Nueva York, me parecían muy sociables, de contacto fácil y ameno, y provistos de una gran espontaneidad a la hora de hablar con desconocidos en la cola del cine, en el parque, en un bar o en el mercado, a diferencia de los parisinos, cerrados y poco amables.

Cuando iba a algún evento luchaba contra mi timidez y aprovechaba las conexiones y contactos que tenía para conocer a más gente, pero no sabía moverme en esos ambientes. En dos años conocí a muchas personas, pero tenía pocos amigos de verdad y tampoco sabía si podría contar de verdad con Paul y Jenny si tenía algún problema. Mi compañero de piso, Laurent, sí era un verdadero amigo, quizá porque ya lo conocía de la universidad en París.

En el equipo de publicidad éramos cuatro: Amy (la jefa), Kat o Kathrine (coreana del estado de Washington), Elena (puertorriqueña con un aire a Jlo) y yo. No tuve mucha relación con mis dos compañeras por culpa de nuestra jefa. Todas compartíamos el mismo despacho abierto con vistas al pasillo central, pero eso era todo. Cada una gestionaba sus contactos como si de un tesoro se tratara y no comunicaba los proyectos en curso de los que se ocupaba hasta que estaban cerrados, para luego celebrar el acuerdo conseguido como si se hubiera tratado de un éxito del equipo.

Amy fomentaba la competencia entre nosotras, controlaba el avance de cada acuerdo y sumaba los dólares de los contratos de los anunciantes. Le gustaba quedarse de pie detrás de nosotras vigilando cómo redactábamos los correos, quería estar en copia en todo, controlaba nuestras reuniones fuera de la oficina y a menudo imponía su presencia, aunque no tuviera idea de lo que íbamos a comentar. Kat y ella compartían el gusto por la comida picante, y con frecuencia Amy le pedía que fuera a comprarle la comida a un restaurante coreano del barrio. En esos momentos, el despacho se inundaba de los olores de la salsa de soja y el kimchi fermentado. Kat se prestaba a las exigencias de la jefa porque quería ser su favorita, e incluso algunas veces salían a comer las dos juntas, cosa que nunca ocurrió conmigo.

Por otro lado, Elena era su cabeza de turco. La acosaba en el trabajo, criticaba su manera de escribir los correos, los formatos de sus presentaciones... No era un maltrato físico ni visible, sino que todo venía en forma de reproches y críticas en un tono agresivo o soberbio.

Amy le daba mucha importancia a su cargo de vicepresidenta, aunque poco a poco entendí que no era para tanto; era mi jefa, pero no formaba parte del comité ejecutivo y por eso no había tenido la opción de seleccionar y contratar ella misma a los miembros de su equipo. Fueron otros quienes nos pusieron a Kat, Elena y a mí a su cargo, y se notaba la frustración que eso le provocaba. Quizá, de nuevo, me acompañó la suerte, porque Amy, a pesar de la actitud tirana y déspota que tenía con todas, me dejaba bastante tranquila, pero ello no impedía que yo sufriera al ver que Elena tenía que soportar sus comentarios. No tenía ni la fuerza interior ni la confianza necesarias para oponerme, ni la sabiduría para aconsejar a Elena sobre cómo afrontar la situación. ¿Qué hubiera hecho yo en su lugar? ¿Dejar el trabajo, quejarme a la dirección? No sabía qué hacer, y mi discreción vietnamita me impedía meterme en sus asuntos personales si no me pedía ayuda. Ahora me arrepiento de no haberle brindado mi apoyo. No fue por falta de empatía ni de compasión, solo que no se me ocurría qué podía hacer, qué decirle. La situación me incomodaba: acababa de llegar a la empresa y me limitaba a seguir las reglas del respeto por la jerarquía en lugar de escuchar a mi corazón. Aún tenía mucho que aprender para deshacerme de las normas aprendidas de pequeña y romper con ellas.

Con el tiempo entendí que la actitud déspota de Amy se debía a un problema de autoconfianza y fragilidad. Cuando no sabía contestar a una pregunta, respondía más fuerte y con un tono agresivo, desviando la conversación hacia otra cosa. Quería destacar y llamar la atención con ropa de marca, pero su lenguaje corporal la delataba: era caótico y expresaba miedo, ira o soberbia. Insistía en decir que era la vicepresidenta de Marketing, pero a nosotras no podía engañarnos: siempre nos preguntaba cómo realizar ciertos cálculos de CTR (*Click Through Rate* o «tasa media de clic») o cómo definir el *target audience* («público objetivo») correcto, y se ponía nerviosa y se molestaba cuando le contestábamos, porque ponía de manifiesto su ignorancia y sus debilidades.

Christophe André, el reconocido psiquiatra y psicólogo francés, en su libro *Imperfectos, libres y felices, prácticas de autoestima* (Ed. Odile Jacob, 2009) explica que el trastorno más conocido que afecta a la autopercepción de la persona es la baja autoestima, que es cuando el individuo prefiere esconderse por miedo a enfrentarse a la mirada de los demás y suele autocriticarse y decir cosas negativas de sí mismo. Existen otros trastornos como la autoestima altamente frágil, que parecía ser el caso de Amy: un individuo con una imagen de sí mismo elevada puede llegar a construir un «superyó», un personaje social que protege a la persona subordinada, mucho más frágil. Este superyó necesita el reconocimiento a través de la distinción del resto del grupo, en este caso de su equipo. Amy creaba esta fachada para proteger su falta de conocimiento, su miedo al fracaso, y adoptaba una postura de dominación para no cuestionarse su valía. Veía en nosotras, su equipo, una mirada intrusiva y crítica, y prefería crear rechazo en lugar de aceptación y fomentar la colaboración. Su miedo al fracaso era superior al deseo de éxito.

Alguien con autoestima frágil esconde sus debilidades, no las acepta, no reconoce sus errores, no se reconoce tal como es y, en definitiva, no se quiere. Este tipo de persona tiene las mismas fragilidades que las de otra con baja autoestima, pero las combate de distinta manera, con el menosprecio hacia los demás o con una actitud antipática. Intentar mantener este estatus altivo por encima de todo genera un estrés constante por miedo a que se descubra y se vive en modo alerta en lugar de vivir en paz y asumiendo las propias limitaciones. Esto es agotador. El origen de una autopercepción desequilibrada puede venir de la infancia, del pasado, de automatismos derivados de pensamientos concretos y de una autocrítica que no controlamos, y requiere un trabajo de aceptación y de introspección para poder reconstruir una autoestima saludable.

Amy tenía todos los síntomas visibles de una mujer estresada por la presión del trabajo, pero en mi opinión se trataba de un problema personal más profundo, más íntimo, al que ella no quería enfrentarse. La presión se la ponía ella misma y, por tanto, recaía también en nosotras.

Me acuerdo de una reunión importante que mantuvimos con los jefes de la compañía para presentar los resultados y conclusiones de fin de trimestre, un documento detallado que yo había preparado con los números y datos que Kat y Elena me habían facilitado sobre sus proyectos. Me pasé tres días y dos noches trabajando en la presentación de Power Point de catorce páginas que incluía tablas, animaciones, títulos bonitos e imágenes de las campañas que habíamos realizado y que Amy revisó el día anterior a la reunión.

Antes de entrar en la sala, repasé mentalmente los argumentos y las frases clave de la presentación y los principios básicos para hablar bien en público que había aprendido en la universidad: qué tono de voz usar, la velocidad, no tener prisa en terminar, no leer, ser breve, dejar tiempo para las preguntas, no gesticular demasiado. Sin embargo, notaba la boca seca, el corazón acelerado y me sudaban las axilas (por suerte, me había puesto una camisa ancha y no se notaba). Estaba haciendo respiraciones profundas para calmarme cuando uno de los dos fundadores, con una sonrisa empática, empujó la puerta para dejarme entrar en la sala de reuniones. El estrés que me causaba el miedo que sentía ante la presentación se transformó en confusión y, después, en ira cuando vi que Amy, de pie, nos invitaba a sentarnos. Tenía el ordenador abierto y enchufado al proyector. No dije nada. Era mi superior directa, pero no me parecía justo que quisiera hacer suyo mi trabajo para lucirse sin haberme avisado previamente. En algún momento durante la presentación, el director de operaciones preguntó sobre una cifra, una tasa media que no le cuadraba, y como Amy no sabía qué contestar, me apuntó como la responsable del Excel y tuve que admitir que me había equivocado en el cálculo, pero me permitió seguir comentando el resto de la tabla e índices. Los jefes quedaron satisfechos con los resultados y nos felicitaron, con una mención especial a Amy por su presentación, que aprovechó su situación de superioridad para indicarme en voz alta y delante de todos que repasara los números antes de enviar la presentación al comité por correo. El incidente pasó desapercibido a los demás, pero para mí fue una experiencia dolorosa. Resultó que yo había llamado la atención en sentido negativo y eso era la cosa que más me desagradaba del mundo. De repente me sentí muy pequeña y busqué un caparazón bajo el que esconderme. Un líder, un jefe, debería velar por su equipo, pero estaba claro que en mi caso no podía confiar en la mía; al contrario, ese incidente me demostró que tenía que ir con cuidado y debilitó mi autoconfianza. No sabía de quién fiarme y en quién apoyarme en la empresa para crecer como profesional, para aprender. Cualquier error daría a Amy una oportunidad para hundirme delante de todos. Y lo peor es que no sabía cómo afrontarla, porque ella era una persona que evitaba los conflictos. Durante un tiempo viví con el miedo incrustado en la piel y cada vez que me mandaba un informe temía equivocarme. No confiaba en mi trabajo, no me sentía capaz de cumplir con mis objetivos; aunque mi jefa no interviniera en mi trabajo, yo misma imaginaba lo peor, repasaba una y otra vez cada documento o cada Excel y llegué a sufrir pequeñas crisis de pánico con una sensación de presión en el pecho y falta de aire. Y aunque utilizaba técnicas de respiración aprendidas en yoga para aliviar el dolor, la niña vietnamita y buena alumna estaba perdida y confusa. Nunca, ni en época de exámenes, había experimentado algo semejante y ahora de adulta no entendía cómo la actitud de una persona podía causarme tanta aflicción. Afortunadamente, esa situación se relajó gracias a que conseguí firmar un contrato estupendo con un gran cliente y como Amy se sintió muy satisfecha, mi confianza se restauró parcialmente.

Las puntocoms introdujeron el modelo de despachos abiertos donde todo el mundo se ve y se escucha entre sí, en teoría para fomentar la colaboración interna, la interacción entre empleados y el buen ambiente, pero la falta de gestión de esos equipos de veinteañeros generaba más ruido ambiental que colaboración efectiva según mi punto de vista. No teníamos mesas de ping-pong, pero sí neveras llenas de bebidas azucaradas de color rojo gratis y el ritual del *pizza Monday*. Los lunes todos coincidíamos en el *lounge* para comer con los jefes; nos daban tres porciones de pizza gratis con un refresco y media hora de descanso antes de volver a nuestro puesto.

Fue excitante formar parte de ese periodo de crecimiento y oportunidades que terminó por convertirse en una ilusión llamada «burbuja de las puntocoms». La ciudad vivía el estilo de vida de los lobos de Wall Street y de los creadores de las puntocoms, con alto poder adquisitivo, que arrastraban en su estela una gran ola de arte, música, restaurantes de moda, una vida nocturna intensa y muchas opciones de entretenimiento para una población efervescente.

Cada día había un plan más interesante y atractivo que el anterior, un festival de música, de cine, de danza, una *performance*, una exposición, inauguraciones, *pop-ups* de lo que fuera o una fiesta en un *loft* gigantesco. Querías hacerlo, ir o enterarte de todo solo para decir que habías estado allí, que formabas parte de aquella ebullición, de aquel momento único.

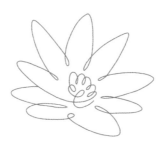

No me acuerdo de cómo llegamos con Paul a una fiesta increíble un viernes por la noche, en un super *loft* en la zona exclusiva de la calle Cincuenta y nueve, en Central Park South. El edificio era un rascacielos residencial con acceso directo al *penthouse* y con vistas al límite sur del parque. La gente subía y bajaba la escalera del dúplex de dos pisos sin parar; no sabía quiénes eran ni tampoco quién era el dueño de aquella casa extravagante que abría sus puertas a desconocidos. Después de media hora y con una cerveza en la mano, mi amigo Paul decidió que nos teníamos que ir a otra fiesta organizada en un club del distrito de Meatpacking para vivir una noche de hiphop. Me comentó que nos habíamos perdido la inauguración de un nuevo restaurante al que acudían las *celebrities*, pero que estábamos a tiempo de llegar al otro sitio, que estaría lleno de modelos, porque la Fashion Week había terminado esa semana. Yo no entendía de música electrónica ni de hiphop, tampoco sabía quiénes eran esos famosos, y la verdad era que volver a buscar un taxi para ir a otro lugar me daba pereza. Paul insistió. Según él no nos lo podíamos perder porque era la «otra» fiesta de la noche y me comentó que como conocía al responsable del bar, uno de sus clientes de la empresa de bebidas en la que trabajaba, entraríamos sin problema. Yo no quería ir, no me apetecía cruzar la ciudad, pero me dejé convencer y nos fuimos.

¡Qué mala decisión tomé! Al llegar al club no nos dejaron entrar porque el contacto de Paul no estaba esa noche, así que tuvimos que ponernos al final de la larga cola. Paul siempre tenía un plan divertido que proponerme, a veces demasiados, pero esa noche hacía frío y no me llegaba la energía vital para aguantar tanta espera en la calle a esas horas. Estaba cansada, la semana había sido dura en la oficina y no me quedaba más paciencia para aguardar eternamente. Así que dejé a Paul solo y volví a casa. Cuando me acosté, me pregunté si quería ser una *party girl* dicharachera o una mujer seria y tranquila. La primera opción parecía más atractiva, pero tenía que asumir que me identificaba más con la segunda. Quizá todavía no había encontrado la actividad o la afición que despertara esa chispa en mí y que me permitiera ser una persona tranquila y divertida a la vez.

De pequeña ya vivía en esa dicotomía, no me atrevía a hacer travesuras, pero me atraían las amigas atrevidas e inquietas, un opuesto que me daba chispa. A los nueve años, me hice amiga de una niña de mi clase que no supuso muy buena influencia para mí. Era una pésima estudiante, pero su insolencia me daba mucha curiosidad. La vi fumar en secreto un cigarrillo que había robado del bolso de su madre y confieso que esa muestra de rebeldía y atrevimiento me fascinaba. En aquella época, mi carácter reservado me convirtió en una chica «seguidora», la que observaba, la que prefería estar escondida en el grupo en lugar de destacar, la que alguna vez siguió el modelo equivocado.

En vez de tener su nombre bordado en la bata escolar, como todos los alumnos, mi amiga lo tenía mal pintado con típex blanco y había cortado los bajos de la prenda en zigzag con unas tijeras. No respetaba las normas de vestuario de la escuela adrede para que la mandaran a casa a cambiarse. Algunas veces tuve la mala idea de copiar unas de sus propuestas «creativas» de moda escolar o de compartir sus tonterías en el vestuario intercambiando mochilas y abrigos para crear el caos y retrasar la salida a la clase de Educación Física en pleno frío parisino. Cuando mi madre recibió el aviso de la directora me dejó bien claro que ese tipo de actitud no era admisible. El enfado de mi madre era previsible, pero me dolió más escucharla decir que la había defraudado y que estaba muy decepcionada por mi comportamiento que el castigo de escribir veinte veces en una hoja de papel «No volveré a estropear, pintar ni cortar de manera descarada la ropa, los objetos o el material escolar. Es una falta de respeto hacia mis padres, la escuela, y mis compañeros», y convertirlo en una lección-mantra de toma de conciencia y respeto. Escribir cada letra, cada palabra —además de la repetición— con mi pluma estilográfica de tinta azul y la destreza propia de los nueve años en desarrollo fue un ejercicio manual que condujo a un proceso mental de comprensión, mientras que si lo hubiera hecho con un teclado habría ganado tiempo, pero el mensaje frío que aparece en la pantalla no habría tenido el mismo impacto en la organización de la información en la memoria ni para el entendimiento conceptual. Además, en aquella época no existían las tabletas y los niños aún no trabajaban con ordenadores en la escuela, así que la única opción era gastar tinta en cuadernos de papel.

Recuerdo que mi amiga me decía que sus padres no se preocupaban por ella y que la dejaban hacer sus tonterías sin apenas regañarla o muy poco. Con perspectiva pienso que todo aquello lo hacía para llamar su atención. Me parecía atractiva la libertad que tenía, pero en el fondo era una niña perdida y sola. El año siguiente ella repitió curso y nos perdimos de vista para gran satisfacción de mi madre.

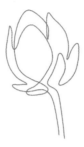

A finales de los noventa, vivir en la ciudad que no duerme era —y sigue siendo— el sueño de cualquiera que quisiera hacer fortuna y alcanzar el *American Dream*. Pero yo tenía que estar a la altura de mi propio sueño y dejar de seguir en un ambiente que no me correspondía. Constantemente trataba de convencerme de que mis nuevos amigos eran muy *cool*, de que las fiestas o los eventos a los que asistíamos eran los mejores planes y de que estaba en el sitio adecuado en el momento adecuado. Esos pensamientos fortalecían mi autoestima de cara a los demás y sobre todo alimentaban mi ego, aunque empobrecían mi autenticidad.

Ese exilio voluntario de París me había dado la oportunidad de salir de mi entorno, de apartarme de la valoración y el juicio de mis padres, de lo que debería hacer o no para descubrir cómo era la esencia de Xuan Lan sin el peso de la familia y de la educación vietnamita, y de descubrir qué quería hacer con mi vida sin pedir permiso a cada paso que daba. Creía que era libre, pero en el fondo confundía independencia con libertad. La dinámica de Nueva York era tan fuerte que esa ola me arrastraba por pura inercia. Al igual que un barco sin rumbo ni destino puede perderse en la inmensidad del océano, arrastrado por los vientos y las corrientes, yo me perdía en el concepto de libertad, amplio y muy diverso según si lo contemplaba desde un punto de vista social o bien desde una perspectiva más profunda y espiritual.

Los filósofos Platón y Sócrates consideraban que la libertad no consistía en hacer lo que uno quisiera sin restricciones, sino en vivir de acuerdo con la razón y la virtud. Para ellos, la verdadera libertad residía en deshacerse de las pasiones desenfrenadas y los impulsos irracionales, y cultivar la sabiduría, la moralidad y la armonía interior, permitiendo que la razón gobernara sobre el espíritu y los deseos para alcanzar así el equilibrio y la armonía interior. Sócrates afirmaba que «una vida sin examen no merece ser vivida», lo que significa que la libertad cuestiona constantemente nuestras creencias y acciones. Solo al conocernos y al comprender la naturaleza de la virtud, se puede alcanzar la verdadera libertad.

Para mí, en esos momentos, consistía en hacer lo que quisiera sin limitaciones, en tener un trabajo cómodo, una casa, pocos problemas, pocas responsabilidades, nadie que me dijera qué hacer o qué no hacer, qué pensar o cómo actuar. Sin embargo, la realidad era otra y lo cierto es que mi jefa, mi educación, mis propios miedos e inseguridades y también mi karma me limitaban y me ataban a un sistema de pensamiento concreto. Hasta entonces siempre había tomado decisiones demasiado acordes con lo que se esperaba de mí, pero en ese momento quería crear una nueva armonía en mi vida en la que el espíritu y el corazón tuvieran más presencia y más fuerza. En el fondo, lo que buscaba era llegar a la libertad interior tal como la explican los tres autores del libro *¡Viva la libertad!* (Arpa Editores), Matthieu Ricard, monje budista; Alexandre Jollien, filósofo, y Christophe André, psiquiatra.

Según ellos, desde la infancia estamos atormentados por el miedo, los prejuicios, los traumas, las relaciones y muchos otros condicionantes que nos impiden ser libres. Emprender un viaje hacia la libertad interior significa combatir estos obstáculos uno por uno, tanto aquellos que nos ponemos nosotros mismos como los que nos impone la sociedad mediante el consumo, el rendimiento y la rivalidad. Ser libre es elegir entre distintas opciones y, por tanto, esto supone siempre una renuncia. Algunas emociones, como el miedo, pueden frenarnos, pero si queremos transitar este camino debemos cultivar nuestro mundo interior a diario: debemos escucharnos a nosotros mismos, pero también superar la pereza y esforzarnos a escapar de la inercia, el camino fácil, con pequeños cambios conscientes. Me hallaba al principio de este proceso y a pesar de que no sabía con qué obstáculos me encontraría ni cómo los iba a superar, sabía que deseaba esta libertad interior.

Todo es más en Nueva York, a lo grande: los edificios son más altos, las tiendas abren las veinticuatro horas, siete días a la semana, nada cierra en verano, las tallas de ropa van de la XXS a la XXL, hay festivales todo el año, siempre hay un evento o una fiesta a los que asistir, las tiendas rebosan de ofertas de manera permanente para animar al consumo, hace demasiado calor en los edificios en invierno y el aire acondicionado es helador en verano, los bonos de fin de año no se calculan en miles, sino en millones de dólares. Parece que no hay término medio y por eso justamente todo parece posible. Aunque también agotador.

En aquella época descubrí que padecía —no solo yo sino la mayoría de las personas de mi alrededor— el síndrome FOMO (*Fear of*

Missing Out), el miedo a perderse algo, un término que apareció por primera vez en 1996 en un artículo del doctor Dan Herman, experto en estrategia de marketing. El FOMO hace referencia a la sensación o percepción de que los demás se divierten más, viven mejor o experimentan mejores cosas que uno mismo. Sentir que nos estamos perdiendo algo fundamental e importante que otros sí están disfrutando produce un sentimiento profundo de envidia, además de afectar a la autoestima. Este fenómeno se ha vuelto más evidente y preocupante desde la llegada de las redes sociales, una ventana abierta a la vida de los demás a través de fotos y vídeos instantáneos, disponibles en todo momento, que hacen que, sin darnos cuenta, comparemos nuestra vida habitual con los momentos más destacados de las de los demás, cosa que tiene unas consecuencias terriblemente negativas para nosotros: insatisfacción, envidia y proyección de una autoimagen equivocada.

Por un lado, quería convencerme de que mi vida era perfecta, divertida, interesante, llena de alicientes nuevos, y me identificaba con ese yo imaginario que alimentaba mi ego, pero no veía el yo real. El yo real acepta lo que es y no se deja engañar por lo que imagina ser. Es muy distinto identificarse con el yo real que con un yo imaginario. El yo y el ego se mezclan y confunden cuando no nos damos el tiempo de conocernos y separarlos. En Nueva York, mi ego pretendía demostrar que disfrutaba de una vida estupenda, pero el FOMO llenaba mi espacio mental con ilusiones y me quitaba tiempo para conocer a mi yo real. La rutina del trabajo y las salidas con mis amigos no me dejaban espacio para ser, reflexionar y sentir; siempre quería estar inmersa en la vorágine de la vida neoyorquina. Quedarme tranquila en casa no era una opción... De hecho, no sabía que existiera la posibilidad de no hacer nada.

La palabra «ego» procede del griego antiguo y significa «yo» en el sentido de «*yo* hago, *yo* quiero, *yo* tengo». Freud popularizó el término y lo definió como un ser con su propia identidad que vive según la forma de actuar en la que está inmerso en ese momento. En este sentido, mi ego estaba muy definido por mis costumbres en Nueva York. Sin embargo, ya intuía que no quería limitarme a los aspectos más obvios y superficiales del día a día: un trabajo, una relación, dinero, posesiones materiales, una noche de fiesta y una buena taza de café a la mañana siguiente. Y es justo en este punto cuando pueden surgir los problemas. El ego se vuelve infeliz porque o bien no le gusta la apariencia de su cuerpo, las posesiones que tiene, las relaciones que mantiene, o bien rechaza los pensamientos que inundan incesantemente la mente. Si durante nuestra vida nos hemos identificado solo con este ego y con nuestra historia, cuando el ego está infeliz, nosotros nos sentimos infelices también. De hecho, el problema surge cuando tan solo nos identificamos con la capa más superficial de nosotros mismos.

En aquella época en la que los friquis seguían la guerra entre Microsoft y Apple y los avances de la música gratuita en Napster; los jóvenes se volcaban en las grandes sagas de Harry Potter y el Señor de los Anillos, y en los hogares vivían pendientes de la serie de televisión del momento, Paul, gracias a su trabajo, seguía poniéndome al día sobre los nuevos restaurantes y, de vez en cuando, me invitaba a una inauguración, mientras que Jenny, fotógrafa *freelance*, siempre tenía historias y anécdotas que contar sobre un *shooting* para una revista o me introducía en las nuevas tendencias de moda.

Cuando se acercaban las fechas de la NY Fashion Week, llegaban con ella no solo sus decenas de desfiles a los que asistían miles de personas del mundo de la moda, sino también las fiestas, las cenas y ese ambiente internacional lleno de glamur. Acompañé a Jenny algunas veces a los desfiles de moda de marcas de diseñadores jóvenes, recién graduados en las prestigiosas escuelas de moda de Nueva York. Me divertía acudir a esos eventos, aunque nunca sabía qué ponerme, y Jenny me asesoraba o me prestaba algo de su armario porque estaba claro que yo no tenía ni idea de moda. Me divertía acudir para observar con curiosidad al público que iba para ver y ser visto. Todo un espectáculo social.

Si Nueva York era una jungla, yo también quería formar parte de ella; el miedo a estar aislada y perdérmelo me hacía vivir con el ansia de querer seguir los planes de mis amigos, y la semana de moda no ayudaba para nada a calmar el FOMO.

Paul en esas fechas también estaba eufórico por la cantidad de pedidos de champán y de vino francés que había gestionado con los mejores restaurantes de la ciudad. Me propuso ser su «cita» para acompañarlo a una fiesta exclusiva patrocinada por una marca de champán y, además, me prometió invitarme *comme il faut* a la mejor fiesta de la temporada del Club Nell's, el mismo donde no pudimos entrar aquella última vez que lo dejé colgado en la cola. Todo parecía muy divertido. Con los años me sentía más neoyorquina, más integrada, hacía muchas cosas con Paul y Jenny, pero sin llegar a disfrutar siempre. Eran tantas las actividades y las ganas de surfear esa ola de entretenimiento que me hicieron olvidar que había prometido a mi familia ir a visitarlos en primavera y cuando me desperté de aquel ensueño, los precios de los billetes de avión se habían disparado tanto para el puente de mayo que me fue imposible viajar a París. Me supo mal no ir a visitar a mi abuela porque la echaba mucho de menos y sabía que no estaba muy bien, ya que el invierno siempre había sido una época difícil para su salud. En mi caso, ya entonces, algo me decía que esa vida de lentejuelas, ideal sobre el papel, no me hacía feliz porque yo vivía en mi propia burbuja. Y era atractiva y fascinante, sí, pero no llenaba mis necesidades más profundas.

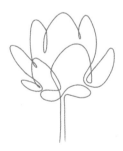

Algunas tardes, con los productos franceses que traía de mi trabajo, Laurent y yo tomábamos el aperitivo (vino tinto de Borgoña, queso tipo camembert y pepinillos) mientras recordábamos anécdotas de la universidad o nos contábamos nuestra jornada; eso sí, él seguía atento a sus dos teléfonos, dotados de un sistema de notificaciones por si ocurría algo en la bolsa. No sabía mucho de su trabajo, me parecía aburrido tratar solo con números y estar frente a varias pantallas todo el día, pero cuando oía un bip, Laurent se levantaba enseguida para mirar el ordenador. Para él su trabajo era muy importante, le gustaba, pero desde mi punto de vista no lo dejaba descansar. Vivía así, en alerta continua sin importar la hora.

Laurent era un hombre tranquilo e inquieto a la vez, nunca se enfadaba ni hablaba mal, pero su lenguaje corporal, así como el tic nervioso en el párpado izquierdo dejaban entrever que sufría algún tipo de estrés. Además, me di cuenta de que padecía insomnio porque algunas noches encendía la televisión; aunque le quitase el volumen, la luz se filtraba por debajo de mi puerta, y a la mañana siguiente, su cansancio resultaba visible. Las discusiones con su novia solían coincidir con los picos de estrés y nerviosismo. Una tarde que volví a casa con mis quesos y vinos habituales, Laurent apenas me saludó; estaba pegado a las pantallas y me dijo que la crisis financiera en Asia estaba provocando un auténtico seísmo en su trabajo. A partir de ese momento, vi cómo en pocas semanas su estado empeoró; apenas dormía, tenía mala cara y perdió el apetito. El médico le había recomendado crear una rutina de vida saludable, dormir más, practicar deporte, buscar momentos de relajación y entretenimiento; si no, le advirtió que podía caer en un *burnout*, el síndrome del trabajador quemado por la cronificación del estrés laboral.

Yo no sabía qué hacer, estaba preocupada y mi manera de ayudarlo era hacer la compra y ocuparme de la limpieza. No quería molestarlo, sino facilitarle las cosas. Él me aseguraba que era algo pasajero y que los mercados en Hong Kong iban a mejorar, pero llevaba unos meses en ese estado y cada vez iba a peor.

Un día, cuando volví a casa después de visitar a mi amiga Jenny en su estudio de fotografía, Laurent estaba encerrado en su habitación. Desde fuera se escuchaba la voz grabada de un hombre, pero no distinguí ningún otro ruido y parecía que Laurent no se movía. En varias ocasiones volví a oír esa misma voz sin escuchar realmente lo que decía, pero no quería molestar a mi amigo a pesar de que tenía mucha curiosidad por saber qué hacía en silencio en su habitación.

Un sábado Laurent salió de su habitación a las nueve y cuarto de la mañana con la cara adormilada pero relajada; llevaba tiempo sin dormir hasta tan tarde. Yo ya estaba en pie porque mi madre me había llamado a las ocho; se había equivocado con la diferencia horaria.

Los dos nos fuimos a desayunar a Tom's, nuestra cafetería favorita del barrio, y me habló de lo que le estaba provocando ese gran cambio positivo en su estado físico y emocional. Estaba realizando el curso de Reducción del Estrés Basado en Mindfulness (MBSR en inglés), un programa desarrollado por el profesor en medicina Jon Kabat-Zinn en 1979 en el centro médico de la Universidad de Massachusetts. Al principio lo creó para pacientes con enfermedades crónicas que no respondían bien a los tratamientos tradicionales, además de aplicarlo a enfermedades como la depresión, la ansiedad y el dolor crónico entre otras. El MBSR demostró ser una técnica eficiente para miles de personas en el mundo. Kabat-Zinn adoptó una perspectiva moderna basada en la ciencia y en los principios budistas tradicionales de la atención plena y la meditación, y desarrolló un enfoque flexible y laico para reducir el estrés. Este entrenamiento mental de la atención plena respaldado por numerosas evidencias científicas se ofrece en el mundo entero y se ha establecido como programa de referencia para el tratamiento del estrés. En sus inicios pudo haber estado considerado como medicina alternativa, pero en cuarenta años el MBSR ha conseguido crear un cambio en los estándares de los tratamientos habituales dentro de la psicología y medicina contemporáneas.

Este tipo de meditación practicada a diario ayuda a desarrollar una mayor toma de conciencia de los patrones mentales, emocionales y conductuales que se despliegan de forma automática e inconsciente en el aquí y ahora. Nos damos cuenta del enfado, del estrés, de la ira y de lo que provoca en nosotros. Aprendemos a gestionar las emociones de insatisfacción y sufrimiento que pueden surgir como resultado de la interpretación problemática de una situación (como el estrés interpretado como peligro) para generar un espacio entre el estímulo y la respuesta y, así, posibilitar otras réplicas nuevas y creativas en lugar de reaccionar automáticamente.

Este curso de dos meses incluía sesiones grupales semanales, ejercicios regulares, un día de retiro y, sobre todo, una práctica diaria meditativa, que fue lo que escuché cuando Laurent estaba encerrado en su habitación. Las prácticas de meditación y los ejercicios de observación, que oscilaban de los cuarenta minutos a una hora unas seis veces a la semana, eran una parte fundamental para saber cómo responder al estrés y a las dificultades de una manera diferente al emplear la atención plena, lo que ayudaba a «desaprender» los patrones de reactividad que reforzaban la angustia. En pocas semanas Laurent había aprendido mucho de sí mismo, dormía mejor y, aunque su estado emocional seguía siendo una montaña rusa, él mismo sentía que el estrés ya no era el único dueño de su mente y era consciente de que su estado podía cambiar: quería curarse.

Sentía mucha curiosidad por su curso, no vivía con el mismo nivel de estrés que Laurent, pero de vez en cuando notaba una opresión en el pecho y me acordé de un comentario que me había hecho la novia de mi amigo cuando me dijo que esa molestia podía ser el resultado de un bloqueo al nivel del chakra del plexo solar, que estaba relacionado con las emociones negativas, la autoconfianza y posiblemente con algo de estrés y ansiedad. Me aseguró que el yoga y la meditación podrían ayudarme. No sabía qué eran los chakras, pero me acordé de su recomendación sin darle mucha más importancia.

Le pregunté a Laurent si podría probar a meditar con él un día. Con una ligera sonrisa, me respondió que sí, pero me advirtió de que la meditación era mucho más difícil de lo que parecía porque conseguir estar quieto durante cuarenta y cinco minutos era el resultado de semanas de práctica diaria y que los beneficios no eran inmediatos, sino que hacía falta mucha constancia.

El primer día que lo intenté, Laurent me propuso que me sentara en una silla porque estaría más cómoda, pero decidí imitarlo y sentarme en un cojín en el suelo, con las piernas cruzadas (cada pie encima del muslo opuesto). La voz de Kabat-Zinn nos invitó a cerrar los ojos y empezó a describir una postura erguida y digna —no entendía qué tenía que ver la dignidad ahí—, mientras yo analizaba las palabras de cada una de sus frases. Todo me parecía interesante y nuevo hasta que, a los cuatro o cinco minutos, no lo sé muy bien porque no llevaba reloj, mi espalda media empezó a darme señales inequívocas de una incomodidad que iba creciendo cada pocos segundos. Mi mente se dispersaba pensando que aún me quedaba media hora en esa misma postura y dejé de escuchar la voz pausada de Kabat-Zinn. Tenía el cuerpo tenso y no solo me dolía la espalda entera, sino que la sangre ya no me llegaba a los pies. Me retorcía sutilmente para descargar esas molestias, pero creaba otras. Intentaba volver a llevar la atención a mi respiración, como decía el profesor, sin embargo, toda mi atención se concentraba en mi espalda, mis piernas y mis pies. Aguanté cinco minutos más que se me hicieron eternos. No entendía cómo aquel ejercicio podía relajar la mente y ayudar a reducir el estrés porque yo estaba más estresada que nunca. Laurent se dio cuenta de mi estado de desesperación y me propuso estirarme en silencio mientras él acababa su sesión. Después del sonido de tres gongs, abrimos los ojos, Laurent volvió a sonreír y, divertido, me miró con cariño. Con voz tranquila, me contó que lo que me había pasado era lo más normal para un novato y que quizá me tendría que haber explicado algo más antes de poner en marcha la grabación.

La meditación mindfulness o atención plena cuenta con nueve actitudes básicas que son necesarias para una práctica correcta según el libro *Mindfulness en la vida cotidiana*, de Jon Kabat-Zinn. Dichas actitudes, aunque puedan observarse de manera independiente, forman parte de un todo que, de haberlo conocido, me hubiera ayudado a vivir la experiencia desde otro prisma.

La primera me parece la más difícil, es la de no juzgar lo que uno hace, siente o piensa mientras medita, porque generamos juicios según nuestras experiencias y las clasificamos como buenas, malas o neutras en función de cómo nos hacen sentir, lo cual afecta a nuestra capacidad de observar de forma imparcial.

La que más me sorprendió fue la segunda, la actitud de la mente de principiante, es decir, una mente curiosa dispuesta a verlo y experimentarlo todo como si fuera la primera vez, independientemente de cuántas veces lo hayamos hecho. Avanzamos en la vida con la memoria de las experiencias, de las sensaciones, de los hechos, y a mí me costaba comprender cómo se podía meditar con la mente de un niño que descubre algo nuevo sin juicio ni prejuicio.

En cuanto a la tercera actitud, Kabat-Zinn dice que la paciencia es una forma de sabiduría. La paciencia se pierde con la inmediatez que nos pide el mundo moderno; sin embargo, en mindfulness aprendemos que las cosas necesitan su tiempo para desarrollarse y que debemos aceptar que suceden a su manera, cuando les toca, por lo que no pueden ser aceleradas. La impaciencia no tiene que ver tanto con la velocidad, sino con la falta de aceptación.

Y a mí el que me faltaba de nacimiento era el cuarto principio, la confianza en nuestros sentimientos, experiencias e intuición propios en lugar de vernos según unos criterios externos. Este cuarto principio consiste en confiar en el maestro interior que aparece cuando nos escuchamos, cuando atendemos a nuestra intuición y fluimos con ella.

Llegué a esa primera meditación con tantas ganas que me esforcé demasiado en intentar conseguir la tranquilidad y, sin conocimiento previo, no supe respetar la quinta actitud, que es la de no intervenir, no luchar y evitar centrarse en alcanzar objetivos específicos para así dejar abierta la puerta, el corazón y la mente a cualquier experiencia.

La sexta habla de dejar ir y de «no apegarse» a objetos, personas, emociones y situaciones que asociamos con nuestra felicidad. También consiste en evitar el impulso de aferrarnos a los pensamientos agradables y a aquellos que no lo son tanto de modo que no los controlemos ni manipulemos, sino que simplemente los observemos y los dejemos ser sin quedarnos atrapados en ellos.

Para muchas de las actitudes que acabo de describir tenemos que reconocer de forma activa que las cosas «son como son». Por ello, la séptima es la aceptación, no entendida como resignación, sino como estar abiertos y aceptar la experiencia sin desear que las cosas sean diferentes.

En una versión actualizada del libro, Kabat-Zinn añadió dos actitudes más a las siete originales: la gratitud y la generosidad. Como tendemos a centrarnos más en lo que nos falta, la gratitud nos invita a agradecer el momento presente y la vida sin dar nada por sentado. La primera norma para dejar de sufrir es dejar de fijar nuestra atención en nosotros mismos como si fuéramos el centro del mundo, ya que, al actuar así, somos nosotros quienes alimentamos nuestro propio sufrimiento y estrés. Con respecto a la novena actitud, Kabat-Zinn asegura: «Qué poderoso es cuando te ofreces a la vida o les das a los demás lo que les hace felices». Con esto quiere decir que mediante la generosidad podemos cultivar al mismo tiempo una mayor compasión y aceptación, lo que también nos lleva a una mayor claridad.

Con mucha humildad me dije que estaba contenta de haber mantenido al menos una de ellas, la actitud del principiante, pero estaba a años luz de dominar el resto. Me preguntaba cómo, en la siguiente sesión, podría evitar la aprehensión al dolor, dejar de lado las expectativas de notar algún cambio o apartar mi perfeccionismo, que me alejaba de la amabilidad conmigo misma.

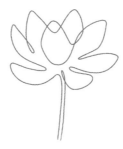

Los cambios que había observado en el estado de Laurent me despertaron una gran curiosidad por conocer el funcionamiento del cerebro y por cómo la meditación, una disciplina que por aquel entonces me parecía esotérica y abstracta, podía tener beneficios científicamente probados. Quería comprender cómo era posible que sentarse cada día en un cojín pudiera reducir el estrés de la crisis financiera asiática o de la tiranía de Amy.

Vivir en Nueva York era mi sueño de veinteañera, pero no es menos cierto que también echaba de menos a mi familia, especialmente a mi abuela, con quien no mantenía apenas contacto. Seguíamos hablando por teléfono muy de vez en cuando, aunque las noticias me llegaban por mi madre. Mi abuela envejecía como cualquier otra persona, ya no trabajaba, habían cerrado el restaurante hacía años y su inactividad la hacía sentirse inútil para su familia y para la sociedad. Tres de mis tíos se habían mudado a Estados Unidos —también buscaban nuevas oportunidades en California— y mi abuela ya no tenía nietos pequeños a los que llevar a la *boulangerie*, a los carruseles infantiles o a caminar en silencio por el parque. Sin saberlo, ella me había iniciado en la meditación caminando, una práctica que había aprendido en un viaje que hizo con su amiga Minh a un centro budista donde meditaban varias horas cada día y dedicaban el resto del tiempo a tareas variadas, siempre con consciencia plena. De ese aprendizaje procedía la técnica de pasear en silencio por el parque para calmar las rabietas de sus nietas. Siempre que mi hermana o yo estábamos enfadadas o agitadas a la hora de cenar, *bà ngoại* nos decía: «Cuando camines, camina; cuando comas, come. Céntrate en lo que estás haciendo en cada paso, en cada bocado, en el momento presente».

Con lo que Laurent me explicó de su curso de mindfulness entendí que la mente se dispersa con facilidad y en muchas direcciones, sobre todo hacia cualquier cosa que haya ocurrido en el pasado o anticipando preocupaciones del futuro. No hay que temerla ni rechazarla, ya que forma parte de la naturaleza humana. Nuestra «mente de mono», término que procede de las enseñanzas de Buda, hace referencia a ese estado mental inquieto fácilmente comparable a un simio que salta de un árbol a otro, pero que también podría, si quisiera, quedarse sentado en una rama mientras observa el paisaje. Las enseñanzas nos invitan a aprovechar el «momento mágico» de la práctica de la atención plena cuando nos damos cuenta de que nuestra mente está distraída y la traemos de vuelta al presente de manera consciente.

Estas prácticas tienen su origen principalmente en las tradiciones orientales, en particular en el Dharma (enseñanzas del camino de Buda), de hace más de dos mil quinientos años, aunque también se pueden encontrar prácticas similares en otras tradiciones espirituales como el islam. Desde el punto de vista histórico, en las culturas budistas asiáticas eran los monjes y las monjas, y no la población en general, los que practicaban la meditación para buscar el camino hacia la iluminación, como el propio Buda. La meditación llegó a Estados Unidos con la emigración de misioneros budistas que crearon centros dedicados a ella hasta el punto de que, a partir de los años setenta, grandes figuras participaron en el movimiento de divulgación y práctica del mindfulness para laicos, el monje vietnamita Thich Nhat Hanh y Jon Kabat-Zinn entre ellos. A partir de entonces, se abrieron miles de centros y una infinidad de profesionales se formó para enseñarlo en todos los idiomas. En cuarenta años el término «mindfulness», antes considerado como una práctica esotérica, pasó a formar parte del vocabulario común de las técnicas de *wellness*, debido sobre todo a sus beneficios en la gestión del estrés, la nueva gran enfermedad del mundo moderno.

Desde que supe que existía, yo también quise entender y experimentar esa magia tan real para millones de personas de todo el mundo, pero en realidad en ese momento todavía no estaba lista para el compromiso de dedicarle una hora diaria, y pensé que, de hecho, tampoco estaba tan mal como para necesitar meditar. Lo cierto es que aún no había entendido que la buena salud mental se mantiene con el hábito. Solo me interesaba desde un punto de vista intelectual, y aunque me alegraba mucho la mejora de Laurent, me llamaban mucho más las nuevas tendencias en cualquier otro ámbito.

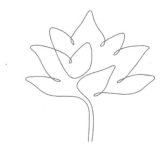

Como había abandonado el *running*, opté por ir al gimnasio para hacer máquinas, algo que en realidad tampoco me atraía mucho, pero pensé que al menos podría conocer a gente del barrio. Por aquel entonces, la nueva moda era el *spinning*, y las clases de esta disciplina se abarrotaban a la hora punta. La gente salía empapada de sudor, pero sonriente y, después, se dedicaba a comentar los mejores momentos de la clase. Hacer clases colectivas parecía un buen lugar para conocer a otras personas en un entorno deportivo y, como quería superar mi timidez y abrirme, pensé que aficionarme a un nuevo deporte me ayudaría. Pregunté en recepción cómo iba el entrenamiento, el nivel y los requisitos; la mujer que me atendió me contestó que era una actividad para todos, muy asequible, que tenía que reservar mi bici con antelación porque había mucha gente y que solo necesitaba una botella de agua y una toalla.

Llegué a la primera clase con muchas expectativas. Coloqué la botella en la bicicleta que me habían asignado en el fondo de la sala oscura y entró el profesor (una mezcla entre Sylvester Stallone y la cara de John Travolta) con una amplia sonrisa de dientes color blanco nuclear, unos bíceps tan marcados como sus enormes cuádriceps y un short ajustado tipo *biker*. Arrancamos con una música pop a tope. Al principio me pareció entretenido, pero la tercera vez que tocó subir la resistencia ya tenía la sensación de que el corazón se me iba a salir por la boca. Además, no conseguía mantener el ritmo de pie (nunca aprendí a pedalear así), la oscuridad me molestaba y apenas oía las instrucciones debido al volumen de la música. De repente, escuché mi nombre; el instructor tenía en su pantalla un sistema de control de las bicis y, mirándome con su sonrisa fluorescente, me motivó a darle más fuerte a los pedales gritando «*Faster, faster!*» («¡Más rápido, más rápido!») y cantando a la vez. Yo no podía ir más rápido, estaba dando todo lo que mi cuerpo podía, me costaba respirar. Aunque no hubiera sabido mi nombre, no cabía duda de a quién estaba hablando el profesor porque yo era la única sentada en mi sillín; todos los demás pedaleaban de pie. Pasé mucha vergüenza. Nunca me había gustado destacar y ser el centro de atención, y estar en la última fila me había parecido el sitio perfecto para observar esa primera clase sin ser vista, pero yo no contaba con la tecnología de control de esas máquinas. No pude hacerme más pequeña: quería ser invisible o esconderme como un molusco en su concha o como la tortuga en su caparazón.

En otro momento de la clase interpeló a otra chica de la sala para que se levantara del asiento y fuera más rápido, pero ella, al revés de mí, lo hizo con una gran sonrisa, profiriendo un grito de guerra a modo de motivación y cantando a pleno pulmón como si fuera la estrella de la clase. ¿Cómo dos personas podían reaccionar de modo tan opuesto a una misma situación? ¿Por qué pasé tanta vergüenza y me desanimé por un simple comentario cuando la otra chica se motivó y se lo tomó como un estímulo?

Cuando acabamos, salí corriendo hacia los vestuarios para evitar la mirada de los demás, pero no le había dejado a mi cuerpo el tiempo necesario para bajar la temperatura y, a pesar de haberme duchado, salí del gimnasio empapada en sudor. Al día siguiente tenía las piernas llenas de agujetas y me dolía todo el cuerpo, y mi autoestima estaba por los suelos: no valía ni para hacer bicicleta en una sala, había hecho el ridículo, no sabía reírme de mí misma. Decidí no volver a *spinning* y busqué cualquier excusa para no protagonizar otra escena que me hiciera sentir vergüenza en público: la sala estaba muy oscura, no era buena en la bici, había que organizarse con antelación y me era complicado, prefería hacer máquinas... Era un (otro) deporte que simplemente no era para mí. O aún no había descubierto la disciplina que se convertiría en mi pasión, o me faltaba perseverancia ante el fracaso. Aprendería más tarde que la motivación es una gasolina mágica para mantener la constancia y desarrollar la fuerza de voluntad.

Laurent seguía con el curso de meditación, tenía sus altibajos, pero al menos la relación con su novia había mejorado, dormía mejor, había vuelto a correr un poco siguiendo las recomendaciones de su médico y hacía una clase de yoga suave que incluía el programa de mindfulness.

El entrenador de mi gimnasio, también *coach* holístico, me explicó que el deporte no solo nos mantiene en forma a nivel físico, sino que lo más interesante son los beneficios que tiene para la salud mental y el bienestar en general. Había leído que el deporte aumentaba la segregación de endorfina, dopamina, oxitocina y serotonina, las hormonas de la felicidad responsables del placer, de la mejora de la autoestima y la confianza en nosotros mismos. El entrenador insistió en que hacer ejercicio de manera regular nos hacía sentir alegres, reducía el estrés y ayudaba a mejorar la gestión emocional. Además, me explicó que, durante y después de la actividad física, el cuerpo experimentaba una reducción en el nivel de cortisol, la hormona del estrés, que podía llegar a ser tóxica si se mantiene alta durante un periodo prolongado. La receta que me dio para estar sano era cuidar la alimentación, tener un sueño de calidad, dedicar tiempo a la relajación, alejarme del estrés, rodearme de personas benevolentes y amables y, sobre todo, practicar deporte habitualmente. No tenía muy claro cómo mejorar mi gestión emocional, pero no quería volver a sentirme mal como después del *spinning*, sabía que ese incidente no fue grave ni importante, pero siempre había tenido miedo a probar cosas nuevas y esa experiencia vivida en el gimnasio me llevaba de vuelta a no querer salir de mi zona de confort.

Analicé todos los aspectos que comentaba el entrenador: mi alimentación no era mala pero tampoco la cuidaba particularmente; mi estrés estaba ante todo relacionado con el humor de mi jefa, algo que no controlaba y que me mantenía en alerta, no podía alejarme de ello; dormía bien y mucho; tenía amigos, y mi intención era hacer más deporte. La situación no era catastrófica, ciertamente, pero el *coach* había insistido en que tener buena calidad de sueño no compensaba no hacer deporte; no era como en una receta: no se podía compensar por otro ingrediente esencial, y el conjunto de hábitos saludables era la clave de un bienestar integral.

Había clases de yoga en mi gimnasio, pero como mi experiencia en una clase colectiva me había dejado un mal sabor de boca, no me veía capaz de meterme en una sala llena de mujeres flexibles para quedar en ridículo de nuevo. El yoga estaba en auge, aunque no sabía exactamente lo que era. Tenía en mente la imagen de una gimnasia suave para abuelas, aunque el público joven que acudía al gimnasio no encajaba con esa idea preconcebida. Le pregunté a Laurent qué hacían en yoga, y me invitó a probarlo, pero le recordé la experiencia penosa que había tenido con la meditación, y que para esa práctica me hubiera sido útil conocer de antemano las nueve actitudes o principios básicos del mindfulness para no acabar en el suelo retorcida e incómoda. Sin embargo, como la novia de Laurent sabía bastante de yoga, al final me convenció para probar una clase. Según me dijo, el yoga no es un deporte, sino que cada uno hace lo que puede sin que nadie lo juzgue. Se trata de una técnica para aprender a respirar, a conectar con el cuerpo, a tonificarlo y estirarlo, pero siempre dentro de nuestras posibilidades. Pensé que podía ayudarme a reducir el estrés y a aliviar ese dolor que a veces sentía en el pecho y, lo que me pareció más tentador, que la práctica acababa con una agradable relajación tumbados en el suelo. Ese final me pareció que definitivamente sí estaba a mi alcance.

El sábado siguiente fuimos a Central Park y conocí a su profesora, Estrella, una mujer argentina de unos treinta años, de voz tranquila y sonrisa amable, ojos vivos, brillantes como su nombre, y un cuerpo armonioso, una mujer que, para mi sorpresa, me abrazó cuando me saludó. Instalé mi esterilla prestada en la última fila, pero Estrella insistió en que me pusiera cerca de ella para que le fuera más fácil ayudarme durante mi primera clase. No me sentía muy cómoda allí, pero me aseguró que realmente no importaba porque una de las posturas más importantes del yoga era el perro boca abajo, lo que significaba que todos miraríamos hacia atrás con el cuerpo en una forma de V invertida. Al inicio fingí el canto del Om, aunque no me sentí cómoda cantando un mantra cuyo significado no entendía. Luego supe que muchos textos filosóficos antiguos lo asocian con el sonido del universo porque comprende y abarca todos los demás sonidos en su interior. En aquellos primeros momentos no sabía qué estábamos haciendo ni a qué ser divino se dirigía —¿aquel con cabeza de elefante?—. Por si acaso, para pasar desapercibida, preferí imitar al resto, aunque sin cantar ni pensar en ninguna intención concreta para la práctica. La verdad es que tenía muchas expectativas, había visto muchas fotos de posturas que me llevaban a pensar que el yoga era algo bonito e interesante de experimentar, pero durante una hora mi mente intentó seguir los «inhala y exhala por la nariz, pierna derecha arriba, pie izquierdo delante, tuerce por aquí, mira por allá, gira los pies hacia el fondo, toca el suelo, elévate hacia el cielo». Estaba completamente perdida. Me temblaban los brazos, respiraba fuerte por la boca y sudaba a pesar de que hacía frío. Los demás alumnos parecían fluir sin esfuerzo y respiraban con tranquilidad a pesar de la obligación física que implicaban ciertas posturas. Como Estrella se paseaba entre los alumnos para corregirlos, no sabía a quién mirar para seguir y copiar. En una postura de torsión no me di cuenta de que me había girado hacia el lado equivocado y mi vecina, con voz amable, me indicó que tenía que cambiar de pierna para mirar hacia el otro. Cuando se acercó el final de la clase, la profesora nos propuso que cada uno eligiera una postura invertida para terminar, pero obviamente ya tampoco sabía a qué se refería. Algunos hicieron una elevación vertical sobre la cabeza; otros, la vela, una posición que recuerdo haber hecho de pequeña, y Estrella me propuso estirarme en el suelo con las rodillas separadas y los pies juntos, con una mano sobre el abdomen y la otra en el pecho para escuchar mi respiración y observar los movimientos. Por fin podía descansar. Acabamos la clase tumbados boca arriba con una mantita por encima y desconecté tanto que me dormí durante toda la relajación. Me desperté avergonzada cuando los escuché cantar tres veces el Om para cerrar la sesión, sentados todos con las manos juntas delante del pecho. Una de las alumnas se acercó y me aseguró que al principio era muy normal dormirse en *savasana* y se despidió con un «nos vemos la semana que viene». La profesora me dio un abrazo de ánimo y me dijo que lo había hecho bien y que estaba segura de que la siguiente vez la memoria corporal y estar menos a la expectativa me ayudarían a empezar a disfrutar de la práctica. Pero yo necesitaba pensarlo, no lo tenía tan claro.

Aquella noche dormí como un bebé, me desperté con el cuerpo agradecido, la mente tranquila y sin ganas de hacer nada ese domingo. Me sentía bien.

El sábado siguiente volví con ganas de sufrir menos y disfrutar más.

Cuando llegaron los días fríos, la novia de Laurent nos propuso seguir con las clases en su *loft* del barrio de West Village, donde cabíamos unas seis personas además de Estrella. Las clases variaban, pero siempre eran muy dinámicas. Me había comprado una buena esterilla, que llevaba orgullosa colgada a la espalda. Estrella tenía razón, con cada práctica todo se volvía más fluido, pero no menos retador; algunas posturas complejas se me resistían y me obsesionaban, así que las hacía en casa. Entonces empecé a ser consciente de que, por ejemplo, los equilibrios podían salir un día y el otro no; de que tampoco conocía todos los nombres de posturas en sánscrito y me equivocaba a menudo; de que mi flexibilidad mejoraba, pero no llegaba al nivel que yo deseaba, y de que el *savasana*, la postura final del cadáver —ese es su significado en sánscrito—, era siempre la guinda del pastel. Las máquinas del gimnasio ya no me atraían tanto, pero sí me apunté a las clases colectivas de yoga que daban.

Compartir la práctica con amigos y tener una cita fija en un *loft* con ellos era mi mejor plan de la semana, no me lo perdía por nada; además, después solíamos comer juntos. Teníamos niveles muy distintos, pero nunca me sentí observada ni juzgada. Cada uno estaba muy atento a su propia respiración, alineación y posición, y eso se notaba en sus expresiones de concentración. Era un ambiente muy amable para una principiante como yo, ya no me daba vergüenza no llegar a ciertas asanas o descansar en la postura del niño en medio de la clase. Estrella nos recordaba que el yoga no era una competición, que no se trataba de buscar la perfección estética ni compararnos entre nosotros porque cada cuerpo era distinto. Lo vi claro cuando supe que una de las alumnas era bailarina de Broadway. Aquí no se venía a sobresalir.

Teníamos que notar las tensiones de nuestro cuerpo, la resistencia mental, el miedo a caer en ciertas posturas, además de aceptar nuestras limitaciones. Sentía que, desde la esterilla, el yoga me ayudaba a conocerme mejor, a conectar con mi cuerpo y a escuchar mis pensamientos y sentimientos. Era algo difícil de explicar a alguien que no practicase yoga porque se trataba de un cambio sutil y abstracto. Pasaba por el cuerpo, pero no era algo físico, y la mente se calmaba a pesar de la actividad dinámica. Me sentía en forma y fuerte, aunque la disciplina no introdujese elementos como pesas. Recuerdo una de las sensaciones más gratificantes cuando, después de haberme llevado un tiempo intentándolo, conseguí subir en la postura invertida sobre la cabeza, *sirsasana*, una acrobacia que me pareció imposible en mi primera clase en el parque. Notar cambios en el cuerpo, tener mayor flexibilidad y ver pequeños avances en la práctica me daba una sensación de confianza y reforzaba mi autoestima. No podía dejar de pensar que el yoga sería una buena terapia para Amy y para cualquiera.

Cuando la top model Christy Turlington apareció en la portada de la revista *Time* haciendo una postura de yoga bajo la frase «*The Science of Yoga*», dejó bien claro que esa no era solo una disciplina esotérica, sino que sus beneficios se podían explicar de manera científica. Aquello confirmó ese sentimiento que tenía de haber encontrado algo que me gustaba, aunque aún no fuera consciente de todos sus buenos aportes ni de la profundidad de esa práctica milenaria que iba a cambiar mi vida.

Así fue como empecé a buscar clases por la ciudad. Había tantos centros con nombres extraños, como Iyengar, Ashtanga, Kundalini..., profesores y opciones distintas, que empecé a dedicarle más tiempo para adentrarme en mi nuevo interés por el yoga. Como consecuencia de ello, fui abandonando paulatinamente los eventos nocturnos por clases de yoga matutinas. Algunos fines de semana los dedicaba a hacer talleres de yoga más largos para profundizar o descubrir nuevas técnicas. Y como no sabía por dónde empezar, le pedí consejos a Estrella, que me recomendó varias escuelas de la ciudad con profesores reconocidos a nivel internacional. Así que empecé por un maestro brasileño.

Sri Dharma Mittra (no conozco su nombre original, solo el espiritual) había nacido en un pueblecito de Brasil, llegó a Nueva York como discípulo del maestro indio Swami Kailashananda, conocido como Yogi Gupta, y dedicó los primeros años que estuvo allí a la práctica espiritual del yoga en el áshram de su maestro antes de abrir su propio centro en 1975. Pensaba que los áshrams solo existían en la India, pero es evidente que estaba equivocada. Un áshram es el hogar de un maestro espiritual. La gente lo visita para buscar orientación y sabiduría espiritual y no es para nada un monasterio reservado a monjes. Los visitantes que se quedan en un áshram se convierten en parte de la familia del maestro y se adaptan a la rutina diaria del centro y ayudan en las tareas cotidianas mientras siguen las prácticas espirituales y las enseñanzas del maestro. Los áshrams todavía desempeñan un papel muy importante en la cultura india tradicional. En el siglo XX, el concepto de «áshram» se extendió por todo el mundo, los de la India se volvieron más accesibles a los turistas y tanto los visitantes del extranjero como los maestros indios viajaron y abrieron áshrams en otros países.

Dharma Mittra era conocido por enseñar asanas avanzadas y mantenerse quieto boca abajo apoyado solo sobre la cabeza y sin ayuda de las manos. Experto en culturismo y jiu-jitsu, utilizó sus conocimientos y control del cuerpo físico al servicio de un desarrollo espiritual a través de las asanas de yoga. Aquellas proezas con su cuerpo me llamaron la atención. Su estudio estaba cerca del edificio Flatiron, y lo primero que me extrañó de él fue que tuviera un nivel básico de inglés y su capacidad de transmitir un mensaje aspiracional con pocas palabras. Sus clases empezaban a menudo con ejercicios de respiración intensos para limpiar el sistema respiratorio, mejorar la circulación sanguínea y estimular el sistema nervioso central. Estas técnicas contribuían a despertar la energía para poder seguir sus clases exigentes. Yo aún no tenía un nivel suficiente para seguir todas las posturas avanzadas de equilibrio sobre la cabeza, pero disfruté mucho observando la destreza de los alumnos mientras me quedaba en la versión más fácil. Al final de la clase, nos poníamos en círculo. Algunos músicos tocaban en directo y el maestro invitaba a sus alumnos a hacer posturas espontáneas en el centro del círculo. Ellos entraban y salían del círculo con plena soltura.

Yo no me veía capaz de probarlo, pero me quedaba observando el espectáculo del control del cuerpo y dando palmas entusiasmadas al ritmo de la música para animar al grupo. Unos años más tarde, con más experiencia en yoga a cuestas, volví a ir a una clase de Dharma Mittra en Barcelona, y escuchar su enseñanza y su sabiduría me motivaron a hacer su curso de formación en Nueva York. Al final del curso de diez días se formó el mismo círculo con música, y ese día sí participé en el «espectáculo» con los demás alumnos. Algo había cambiado en mí.

Al igual que abrían nuevos locales de ocio y restaurantes en Nueva York, también abrían nuevos estudios de yoga. Con la novia de Laurent fuimos al recién abierto Jivamukti Yoga en la calle Lafayette, que se definía como «*hip, hop and holly*». No tiene traducción literal, pero sería algo así como «moderno, dinámico y sagrado». Nada más empezar la clase me fascinó el sonido del armonio en vivo y los cantos de mantras, y luego el uso de música moderna, como el pop o el reggae, para la práctica. La foto de los fundadores, David y Sharon, ocupaba un lugar central en el altar de la sala. Se trataba de una pareja de artistas que había estudiado en distintas escuelas tradicionales de la India disciplinas como el Sivananda o el Ashtanga y que había creado su propia escuela en Nueva York, un sueño que hicieron realidad en el año 1998 con la bendición de sus maestros. Yo aún no entendía el significado de todos los mantras, pero las repeticiones de esos sonidos resonaban en mi cuerpo creando una sensación de calma interior. El más conocido, el que iniciaba y cerraba la mayoría de las clases de yoga, era el Om o Aum, que por lo general cantábamos tres veces al unísono. Ya no me daba vergüenza unirme a los demás, sus vibraciones potentes llenaban mi espacio interior y me ayudaban a llevar la atención al momento presente, a la vez que despejaban los pensamientos para concentrarme en el inicio de la clase. El profesor, al inicio, comentó un texto importante de la cultura de yoga, *Los Yoga Sutras* del sabio Patanjali. El segundo sutra o aforismo de la obra explica en qué consiste el yoga: «*Yoga Chitta Vritti Nirodha*», es decir, el yoga es la ausencia de fluctuaciones mentales. Este sutra es trascendental para comprender que el yoga es una disciplina mental a pesar de practicarse a través de las posturas. El profesor insistió en que el yoga no era poner la mente en blanco, no consistía en suprimir la mente, sino que se trataba de una técnica, de un camino espiritual, cuyo objetivo era alcanzar el estado de unión mediante la supresión o el control de las modificaciones de la mente. Así, según el maestro indio B. K. S. Iyengar, nos recordó que «el yoga es tanto el medio como la meta».

Los maestros yoguis, que aman mucho las metáforas, lo comparan con la capacidad de calmar la superficie de un lago agitado para alcanzar a ver todo el camino hasta el fondo. El acto de entrenarnos a observar nuestros pensamientos y detener (*niroda*) las fluctuaciones (*vrittis*) de la mente (*chitta*) nos permite llevar la mente a un estado de descanso, calmar el ruido efímero de pensamientos, sentimientos y sensaciones, para conectar con nuestra esencia y ver nuestra verdadera naturaleza.

Las clases de Jivamukti Yoga empezaban con cantos de mantras y comentarios de filosofía y de los textos sagrados, y ello me abrió a un mundo mucho más interesante, amplio y profundo que la idea que tenía del yoga al principio. Quería saber más sobre las influencias indias de este Jivamukti Yoga neoyorquino y me dirigí a un centro de Ashtanga yoga, una de las técnicas más tradicionales, originaria de la India.

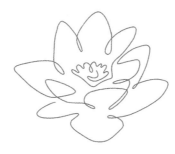

En el pequeño estudio de East Village enseñaba el profesor Eddie Stern, conocido por seguir el método tradicional de Ashtanga Vinyasa yoga creado por el maestro indio Pattabhi Jois en Mysore en la India. Me inscribí a un taller de iniciación que me entusiasmó por su estilo dinámico, exigente y estructurado. Quise apuntarme a la escuela, pero lo que me sorprendió fue que el único horario disponible era entre las seis y media y las diez de la mañana, y el East Village estaba demasiado lejos de mi trabajo y de mi casa, de manera que, por lógica y por mi jornada laboral, no me pude inscribir. En cualquier caso, lo más destacable de ese método era la repetición de las mismas posturas en el mismo orden con un ritmo de respiración determinado, aparte del compromiso diario que exigía, con un mínimo de cinco veces por semana, una obligación que me pareció extremadamente alta en una ciudad donde la vida social, cultural y laboral ocupaban mucho tiempo. A primera vista encontré aburrido hacer lo mismo cada día. Tampoco me veía madrugando para ir a yoga, porque me gustaba dormir por la mañana, pero me quedé con ganas de entender por qué el Ashtanga yoga estaba tan de moda, por qué era casi adictivo para algunos practicantes, incluso para artistas famosos como Sting y Madonna.

Al ir a yoga con mis amigos cada semana, el gimnasio pasó a la categoría «pereza» y mi interés por esta práctica se convirtió poco a poco en una nueva pasión. Un día Estrella me comentó que su maestro, un profesor británico, organizaba un retiro de cuatro días en Tulum en México, y me preguntó si me apetecería ir. Esa propuesta me sonaba a aislarme del mundo en un sitio austero y monástico, pero tras consultar la página web descubrí no solo un lugar paradisiaco en una playa del Caribe, sino también un programa completo que incluía dos clases de yoga diarias de Ashtanga Vinyasa yoga —justo lo que me interesaba—, comida vegetariana, sesiones de filosofía y sonoterapia. Lamentablemente el viaje coincidía con un festival de cine al que me apetecía ir, y Paul ya nos había reservado unas entradas, así que me lo iba a perder. No me veía yéndome a México sola y esa era la única fecha. El sábado siguiente, en clase de yoga, les comenté a Laurent y a su novia lo del retiro por si les apetecía participar, pero ya tenían previsto hacer un viaje romántico. Al final, me quedé atrapada en la disyuntiva de elegir entre la vida cultural y divertida de Nueva York y el deseo de descubrir nuevos horizontes con el retiro.

A lo largo de aquellos meses de yoga había conectado con una parte desconocida de mí misma. En las clases, sin darme cuenta, en realidad siempre hacíamos cinco o diez minutos de meditación sentada, algunos ejercicios de respiración equilibradora y muchas posturas enlazadas que, con la práctica, desarrollaban nuestro sentido de la consciencia corporal, la presencia en cada movimiento y la autoobservación. Era mucho más que un ejercicio físico para estirar o fortalecer el cuerpo; notaba una nueva conexión conmigo misma, una mayor capacidad de autoescucha y esa voz interior me susurraba que debía irme a Tulum. Mi carácter analítico y objetivo empezaba a dejar paso a la intuición, que me instaba a atender a esas sensaciones y esas emociones que carecían de explicación racional, algo totalmente nuevo para mí. Así lo hice: cambié de plan por algo que aún no conocía pero que, presentía, sería más importante.

Paul me animó a ir al retiro y me aseguró que ya encontraría a alguien con quien ir al festival, así que él siguió con su vida ajetreada mientras yo preparaba mi mochila para marcharme a México.

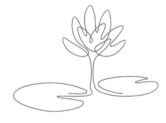

El hotel donde tendría lugar el retiro de yoga, que se llamaba Maya Tulum, estaba a una hora y media del aeropuerto, cerca de las ruinas. Las habitaciones eran cabañas amplias, redondas, con techo cónico, aunque la sala más impresionante era la gran palapa, de ocho o diez metros de altura, donde se llevaban a cabo las prácticas y donde cabían cuarenta o cincuenta personas.

En la charla de bienvenida, John Scott, el profesor, nos informó del programa y los horarios. Todas las comidas incluidas en el retiro se servirían a horas fijas para todo el grupo; empezaríamos con una clase de yoga a las ocho de la mañana y la clase de la tarde, a las tres, tendría enfoques y temáticas variadas. Además, nos darían una charla de filosofía y el sábado después de cenar se llevaría a cabo un ritual de sonoterapia con un músico. El tiempo libre lo podíamos dedicar a tomar el sol, caminar por la extensa playa de arena blanca, disfrutar de un temazcal (un tipo de sauna de barro típico de México) o visitar las ruinas mayas. Era un plan ideal e inesperado. Desde el primer momento dejé las chanclas en la habitación para caminar descalza por la arena fina de esa maravillosa playa del Caribe. El mar era turquesa, claro y transparente, tranquilo, con una temperatura de unos veinticuatro grados en pleno invierno. Parecía una postal. Después de cenar, a las ocho de la tarde, la noche era ya muy oscura. En el cielo, como la contaminación lumínica era inexistente, las estrellas refulgían. Me tumbé en la arena para intentar ver las estrellas fugaces, pero no hubo ninguna. Estar ahí, sola, en medio de la playa a oscuras, me producía una sensación de inmensidad. La vida no giraba a mi alrededor ni en torno a Nueva York. Todos nosotros no éramos más que partículas de polvo que orbitaban alrededor del Sol, y había miles de astros solares en el universo. La primera noche, amodorrada por el suave sonido de las olas caribeñas, dormí profundamente unas nueve horas para despertarme con una sonrisa en la cara, feliz de ir a mi primera clase de yoga en Tulum. Había olvidado el placer de vivir descalza cerca de la naturaleza, con sonidos distintos al de los coches y ambulancias, alejada por completo del bullicio urbano.

Las clases de la mañana estaban dedicadas a la práctica de la primera serie de Ashtanga Vinyasa yoga. No conocía muy bien el orden de las posturas, pero sabía que era una secuencia fija y esperaba que al acabar el retiro mi cuerpo las hubiera memorizado. Los ajustes físicos de John para ayudarnos a entrar, profundizar o aguantar un equilibrio y sus indicaciones para inspirar y exhalar no dejaban demasiado tiempo para pensar o divagar. Nuestra concentración tenía que estar fija en cada uno de los movimientos, asanas y respiraciones a lo largo de casi dos horas. Era muy intenso, pero el calor caribeño y los diez saludos al sol de calentamiento ayudaban a preparar el cuerpo. Aprendí a controlar el flujo del aire con la técnica llamada *ujjayi* (respiración victoriosa), que produce un sonido ronco en la garganta y ayuda a mantener la mente atenta. Cuando dejábamos de escucharlo, significaba que nuestra mente se había ido a otra parte y solo hacía falta volver a ponerlo en marcha, pero sin juzgarnos por ese instante de desatención. Se parecía a la meditación enfocada en la respiración y a aquello que dijo el profesor de Laurent: «Disfrutamos del "momento mágico" de la práctica de la atención plena cuando nos damos cuenta de que nuestra mente está distraída y logramos traerla de vuelta al presente de manera consciente». Empezaba a entenderlo: el Ashtanga Vinyasa se parecía a una meditación en movimiento.

Otra clase que me interesó en particular fue la de filosofía, que tuvo lugar en la gran palapa, sentados en cojines y tomando notas. En los estudios de Nueva York, dedicaba más tiempo a moverme, a las torsiones o a estirar que a reflexionar, así que ahí le di otro significado a todo, ya que los temas filosóficos que trataban los profesores, a su vez, les daban sentido a nuestro esfuerzo y dedicación en la esterilla.

John nos comentó que la variante de yoga que practicábamos fue desarrollada por el maestro Pattabhi Jois. Se fundamenta en secuencias (o series) intensas de asanas fijas y se caracteriza por una práctica constante y continuada con la que se aprende a controlar el cuerpo, los sentidos y la mente para conseguir la estabilidad mental y ecuanimidad. Aquella explicación ya se la había escuchado en Jivamukti yoga, pero John entró más en detalle y profundizó en el concepto de «vinyasa» para sincronizar el movimiento con la respiración y comentó la relación de la práctica con los siete chakras. Entonces entendí lo que eran estos centros energéticos y, especialmente, el del plexo solar, que me molestaba cada vez menos desde que hacía yoga. John contaba los vinyasas en sánscrito y descubrí que el término «*ashtanga*» venía del número ocho (*ashta*) y «*anga*», que significa «miembros o pasos», y que era un concepto filosófico descrito en textos antiguos del yoga. Hace más de dos mil años, el antiguo sabio Patanjali definió el yoga como la contención o control de las fluctuaciones de la mente y compiló su enseñanza en el libro *Yoga Sutras*, compuesto de ciento noventa y seis aforismos («*sutras*», en sánscrito), en los que ofrece un enfoque de ocho principios o pilares, también simbolizados por un árbol de ocho ramas, para el bienestar y la purificación del cuerpo, la mente y el alma. Este enfoque, conocido como Ashtanga, no representa un camino lineal de ocho pasos, sino uno multidimensional porque se practican simultáneamente. Estos son los ocho pilares de Patanjali:

- *Yama*: significa restringir o controlar. Comprende cinco principios éticos y reglas para vivir en sociedad y alcanzar la paz mental y bienestar con respecto a nuestro entorno. El primer *yama*, *ahimsa* o no violencia, es el que me más me impactó. Se refiere a la intención de no herir de palabra, pensamiento u obra. Me recordaba el concepto de «karma» y la responsabilidad que tenemos con nuestras acciones, palabras y pensamientos.
- *Niyama*: describe las cinco disciplinas individuales y actitudes hacia uno mismo. *Sauca*, el primer *niyama*, indica la importancia de la limpieza tanto externa como interna, un proceso de purificación que realizamos a través de las secuencias intensas de Pattabhi Jois.
- *Asana*: Hace referencia a las posturas de yoga que deben realizarse con plena consciencia, buscando la calma y la comodidad y sosteniendo un ritmo respiratorio firme y constante.

Se correspondía con lo que hacíamos en clase, así que me di cuenta de que aquel era solo uno de los ocho pasos del yoga.

• *Pranayama*: «*prana*» significa «energía vital» y está presente en todas las cosas, animadas e inanimadas, y «*ayama*» significa «extensión, expansión». Representa el conjunto de técnicas de control de la respiración para influir en el flujo de *prana*, es decir, para expandir la energía vital en nuestro cuerpo energético. Entendí que los ejercicios de respiración que hacíamos no eran nada superfluos, sino que también formaban parte integrante de la práctica de yoga y tenían la misma importancia que las asanas y los demás pasos.

• *Pratyahara*: significa literalmente «aumentar el dominio sobre las influencias externas que vienen de los sentidos». Supone todo un desafío y es una necesidad en un mundo orientado hacia lo superficial y lo exterior. Es el paso previo para ser capaces de escuchar nuestro yo interior y reconectar con lo que nos pasa.

• *Dharana*: es la concentración unidireccional, el paso previo a la meditación, mediante la que se controlan las fluctuaciones de la mente. Se parece a la práctica de mindfulness que utiliza la respiración como punto de enfoque.

• *Dhyana*: se refiere al estado meditativo y se basa principalmente en mantener la *dharana* con firmeza hasta que evolucione y se convierta en *dhyana*. Es un estado contemplativo en el que la atención pasa de unidireccional a no direccional y el flujo de atención se vuelve regular y continuo.

• *Samadhi*: es el último estado, se llega a él cuando cesan las fluctuaciones de la mente y se disuelve la percepción del yo para dar paso a un estado de unidad con el objeto de concentración o el universo. Es el estado de consciencia que se alcanza cuando, durante la meditación, la persona siente que forma parte de un todo indivisible y se funde con el universo.

Entendí que alcanzar el *samadhi* era el objetivo principal del yoga. El Ashtanga Vinyasa yoga, como todos los otros métodos de yoga, compartían un mismo objetivo espiritual: conseguir elevar nuestro estado de consciencia. Aquello supuso una revelación. Estaba muy lejos de conseguirlo, pero solo entonces comprendí que aquel camino me llamaba y era el que quería emprender.

El yoga no se limitaba a ir a clase para hacer posturas, sino que era una filosofía de vida, un sistema y un conjunto de técnicas que involucraba el cuerpo, la mente y el espíritu de manera holística, de ahí venía su traducción como unión de cuerpo, mente y espíritu.

Una tarde participé en una actividad tradicional mexicana de la que nunca había oído hablar antes, el temazcal. Me lo describieron como un ritual prehispánico y, a su vez, como un baño de vapor de hierbas medicinales y aromáticas que empleaba la medicina tradicional con fines terapéuticos, higiénicos y espirituales. Sonaba perfecto para conocer parte de la cultura local. Antes de pasar a la choza redonda, participamos en una ceremonia para honrar los cuatro elementos de la naturaleza y los ancestros con cantos y oraciones. Luego, entramos por la pequeña apertura para sentarnos en círculo alrededor de las piedras en aquel espacio sin ventanas y de techo bajo. Cuando el chamán nos informó que el ritual de purificación por el calor duraría un poco más de una hora, una de las participantes entró en pánico y, como tenía claustrofobia, pidió sentarse cerca de la puerta. Cuando la cerraron, todo se oscureció; no podía ver ni a mis vecinos sentados a mi lado, solo percibía el color rojizo de las piedras ardientes. En ese momento, a mí también me entró claustrofobia, incluso algo de ansiedad. Estaba encerrada, no me sentía muy cómoda en el suelo y no sabía si iba a aguantar el calor que aumentaba poco a poco, pero no le dije nada al grupo. Intenté convencerme de que no había riesgo, pero me era imposible respirar profundamente y de forma relajada por el calor intenso del aire que me quemaba las fosas nasales. Entonces me acordé de mi primera meditación y me estiré en el suelo unos instantes para aflojar las tensiones.

El chamán nos contó historias ancestrales para distraernos; el calor sofocante, el sudor y los aromas despertaban nuestros sentidos para conectar con el cuerpo, y la repetición de los cantos y rezos produjeron el mismo efecto que los mantras en yoga, creando un estado de trance que nos hizo olvidar las molestias externas y experimentar una especie de renacimiento en aquel iglú que recordaba al vientre materno. La aceptación de la incomodidad formaba parte del proceso, como también el soltar y no querer controlarlo todo. Me recordó a las actitudes del mindfulness. Al final, aquel ritual era un proceso colectivo de introspección que llevaba al cuerpo físico a quedarse en una postura incómoda. No era un baño de vapor en un spa, sino una ceremonia con sus momentos agradables y desagradables para la que nos recomendaron esforzarnos en aguantar hasta el final.

En meditación pasa lo mismo. Muchas personas la confunden con relajación, pero son dos disciplinas distintas con procesos y finalidades diferentes. Meditar implica observar sin juzgar y no se trata de dejar la mente en blanco. Al cerrar los ojos podemos empezar a «ver» imágenes desagradables o puede ocurrir que nos asalten pensamientos. Se trata de aprender a «soltar» estos pensamientos y no entrar en el bucle habitual. El temazcal era una invitación a dejar ir, a enfrentarnos a nuestros miedos e incomodidades en grupo.

Durante casi dos horas compartí con desconocidos un espacio oscuro y reducido, el mismo aire sin ventilar, el calor de las piedras volcánicas (llamadas «abuelitas» y que venían del centro de la Tierra) calentadas en el fuego. Nos cogimos de las manos con la piel sudada y, a pesar de no vernos, fue una experiencia íntima. La alta temperatura propiciaba una sudoración saludable, haciendo que el organismo eliminase toxinas y, al salir, disfrutamos de un baño en una alberca de agua fría, un choque gustoso. Noté la piel más fresca, limpia y brillante, la mente despejada y el cuerpo relajado y agotado. Esa noche dormí tan profundamente que me costó despertarme al día siguiente para la clase de yoga. Acabé el retiro feliz por todo lo aprendido y experimentado. Me sentía como nueva, reseteada y con ganas de hacer cambios en mi vida.

Una cita de Patanjali me inspiró tras volver renovada a Nueva York:

Cuando te inspiras en un gran propósito, algún proyecto extraordinario, todos tus pensamientos rompen sus ataduras: tu mente trasciende sus limitaciones, tu consciencia se expande en todas direcciones y te encuentras en un mundo nuevo, grande y maravilloso. Tus fuerzas, facultades y talentos latentes cobran vida, y descubres que eres una persona mucho más grande de lo que nunca soñaste ser.

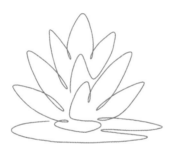

Al regresar a casa, me encontré con Laurent y su novia sentados en el salón. Estaba muy contenta de verlos, impaciente por contarles todo lo que había aprendido en Tulum y el maravilloso mundo del yoga filosófico que acababa de descubrir, pero antes de que pudiera hacerlo, me dieron la buena noticia: querían irse a vivir juntos y dar un paso más en su relación. Me alegré mucho por ellos. Formaban una bonita pareja, especialmente desde que el Laurent yogui y meditador menos estresado se había convertido en un hombre cariñoso y más abierto al compromiso. Y después de la buena noticia vino la mala, claro: Laurent dejaría el piso para irse a vivir con ella, y mi sueldo no me permitía quedarme sola en la vivienda. Laurent no quería echarme de un día para otro y como quería ayudarme, me dio un poco de tiempo para hacer el cambio. Le estaba muy agradecida por haberme acogido y alojado esos últimos años, pero había llegado la hora de levantar el vuelo. Esa transformación de crisálida a mariposa se había hecho realidad también en otros ámbitos, como si la vida me dijera que era momento de tomar una decisión y explorar nuevos caminos. No me preocupaba en exceso la búsqueda de piso; estaba segura de que pronto encontraría otros *roommates* porque muchos jóvenes vivían en apartamentos compartidos en la ciudad.

Durante la siguiente semana aproveché las tardes y el largo camino de vuelta a casa del trabajo para visitar alguno que estuviera de paso para no desviarme demasiado. Una mañana me llevé para leer en el metro la revista *Village Voice*, la mayor fuente de información sobre todo lo relacionado con la vida neoyorquina, ya fuera cultural, gastronómica, inmobiliaria y de compraventa de cualquier cosa, y de sus páginas seleccioné dos apartamentos compartidos, uno para tres y otro para cuatro personas, además de un estudio en el barrio de Midtown. Por la tarde visité este último; era una habitación amplia donde podría practicar yoga por mi cuenta, con una *kitchenette* y una entrada independiente que daba a la calle. Tenía poca luz porque los rascacielos de Midtown tapaban el sol casi todo el día, pero estaba ubicado en una calle tranquila, podía pagarlo y solo me pedían el equivalente a tres meses de alquiler, dos para pagar los dos primeros meses por adelantado y otro de fianza. Podía instalarme la semana siguiente, así de rápido se hacían las cosas en Nueva York. Todo se movía: la gente, el dinero, las oportunidades, los trabajos, las amistades, las aperturas y cierres de locales... Nada era permanente y todo iba rápido.

Luego me pasé otras dos semanas buscando en el *Village Voice* una mesa y cuatro sillas de segunda mano. No es que fuera a organizar cenas en casa, pero para tener algo por si acaso. También quería un sofá cama tipo futón, fácil de plegar. Me paseaba por los *flee markets* buscando oportunidades de muebles pequeños u objetos de decoración, pero tampoco quería llenar mi espacio reducido. Fui a la tienda Crate and Barrel a comprar cuatro platos, cuatro vasos, dos copas de vino, una tabla de madera de quesos y lo básico para cocinar en casa. Estaba ilusionada: era el primer piso donde viviría sola.

Un día como cualquier otro, llegué a la oficina y el director de operaciones (COO) me convocó a las nueve y media en la sala de reuniones y a Elena, a las diez menos cuarto. Hasta entonces no me había dado cuenta del ambiente extraño y del movimiento incesante de gente que había en los pasillos de iBeFun.com. El COO estaba sentado en la sala con uno de los fundadores y me comunicó mi despido sin mayor dilación. En aquel momento la situación de las empresas puntocom requería un recorte de gastos y tenían que prescindir de una parte de la plantilla. Me ofrecieron un bono extra para que no recurriera y otro por mi buen trabajo en el equipo. Me notificaron con frialdad que tenía hasta las doce para reunir mis pertenencias y salir del edificio. A pesar de que no manejaba datos confidenciales, pude recuperar algunos archivos y los listados de contactos antes de irme, pero la sensación de sentirme rechazada tras ser despedida y tener dos horas para recoger fue tremenda. Elena fue la siguiente de la lista y durante toda la mañana estuvieron despidiendo a un tercio de la plantilla. Nos encontramos por primera vez en el ascensor con algunos de los empleados de iBeFun.com que trabajan en la otra planta, todos con la misma cara desencajada, y nos despedimos con un simple «*bye*», sin habernos conocido siquiera. Me recordaba a esa escena típica de película de Hollywood cuando el empleado al que han despedido coge el retrato familiar que hay encima de su escritorio, lo mete dentro de la caja y se marcha mientras sus compañeros lo observan. Así se hacían las cosas en el país del *American Dream*. Se llamaba «empleo a voluntad» aquel en el que los trabajadores cuentan con protección limitada y pueden ser despedidos por cualquier razón. Estábamos muy lejos del buen rollo de los *Pizza Mondays*. La contrapartida de este sistema permitía que quien quisiera cambiar de trabajo también pudiera hacerlo sin preaviso y sin sentirse juzgado si su currículum presentaba muchas experiencias laborales. Al contrario, esto se veía como una señal de dinamismo profesional. Personalmente, yo me lo tomé bastante mal. Según los valores de mi educación y mi carácter de buena alumna, un despido era sinónimo de un trabajo mal hecho, una falta grave o de incompetencia. ¿Qué había hecho? ¿Por qué yo? En mi mente se agolpaban y daban vueltas muchas preguntas. La verdad es que tampoco me hubiera gustado quedarme a trabajar sola con Amy en una empresa en plena crisis, pero mi confianza se vio mermada y tenía que replantearme muchas cosas.

Me costaba comprender que ahora aquella era mi realidad. Mary se quedó con Amy para formar un *team* reducido de publicidad. Cuando Elena y yo salimos, Amy no nos dio ni una explicación, apenas unas palabras de buena suerte, y nunca más volví a verla. Sabía que tampoco la iba a echar de menos. Llegué a casa a la hora de comer, sin ser consciente aún de lo que acababa de pasar y de las consecuencias que aquello tendría. Por la tarde no quise quedarme sola en mi estudio que, de repente, me pareció muy pequeño y agobiante, y decidí ir a yoga para cambiar de aires y sentirme acompañada. Estrella se extrañó al verme a esas horas del día y cuando le expliqué lo que había sucedido, decidió acompañarme a tomar un té matcha porque me veía triste y confusa, y me comentó que había oído hablar de varios casos parecidos en esos últimos meses. Me recomendó leer *Cuando todo se derrumba* de la monje budista neoyorquina Pema Chödrön, que explora temas relacionados con el cambio, la incertidumbre y el sufrimiento, para ofrecer perspectivas budistas sobre cómo afrontar estos desafíos en la vida. Chödrön presenta enseñanzas y prácticas para cultivar la consciencia plena, la compasión y la aceptación de la realidad tal como es con la intención de alimentar la resistencia emocional, la ecuanimidad y la sabiduría en momentos de crisis y transformación. La misma meditación guiada que escuché cada día durante semanas me ayudó poco a poco a aceptar el cambio, afrontar la incertidumbre y el miedo, así como a cultivar la resiliencia emocional y encontrar un sentido de paz interior en medio de la adversidad. Algo nuevo podría surgir de esa situación, y esperaba que fuera algo bueno.

En realidad, mi situación profesional coincidía con el final del periodo conocido como «la burbuja de internet especulativa», uno del que yo había disfrutado gracias a que había tenido un sueldo alto y a las pizzas y sodas gratis, pero todo eso tenía que acabar porque no era sostenible. Esa corriente económica tuvo mucho peso entre 1997 y 2001. Durante esos años, el valor de las bolsas aumentó con rapidez debido a la creación y a los avances de las empresas vinculadas al sector en auge de internet y a la llamada «nueva economía». Por eso, con el tiempo, muchas de ellas quebraron o dejaron de operar.

No me consolaba pensar que no era la única que estaba pasando por esta situación y que no era culpa de mi incompetencia, sino del contexto económico. Más bien me agobió entender que cientos o miles de personas estarían buscando trabajo en el mismo sector y al mismo tiempo que yo. La perspectiva de vivir sola en Nueva York sin un buen trabajo era angustiante.

Llevaba pocos meses en mi nuevo piso, estaba sola en la ciudad, no sabía cómo iba a sobrevivir en esa jungla urbana, ya no podía permitirme gastar dinero en lo superfluo y por primera vez tenía que revisar mi estilo de vida y limitar mis gastos. Disponía de unos ahorros, dos meses de alquiler pagado y no era la primera vez que buscaba trabajo, pero las circunstancias de mi despido y la situación económica complicada que planeaba sobre las empresas de internet no eran particularmente reconfortantes. A pesar de todo el yoga, el *pranayama* y la meditación que practicaba, notaba cómo se me iba formando una bola en el estómago. No tenía hambre, soñaba, o más bien tenía pesadillas en las que se daban situaciones alarmantes del mundo en las que yo estaba sola y mi mente abrumada; sabía que aquello era fruto del estrés, pero no veía claro cómo organizarme. Mantuve dos clases de yoga a la semana con Estrella y empecé a hacer mi autopráctica sola en casa los demás días, un sistema en solitario y en silencio que me ofrecía un momento de paz para mí y tiempo para meditar. Llamé a Paul, que me dijo que los restaurantes estaban reduciendo también sus pedidos porque los «lobos» de Wall Street gastaban menos en cenas y fiestas. Su empresa también estaba sufriendo las consecuencias de la crisis. En el caso de Jenny, seguía trabajando de fotógrafa, pero tenía que reducir honorarios o negociar más las tarifas porque también se veía afectada por la situación. Sentía que no podía pedirles ayuda y tampoco me la habían ofrecido, así que en aquella época me volví más consciente que nunca del lado individualista de la ciudad: cada uno luchaba por lo suyo.

Un buen día llamé a mi madre llorando. Me había quedado sin fuerzas para pensar, para actuar, y necesitaba sus consejos de madre benevolente. No quería volver a París después de un fracaso, pero no sabía qué hacer. Solo quería hablar con alguien que me escuchara. En aquella época, mi madre llevaba unos años trabajando por su cuenta, disponía de más tiempo y solía decirme que vendría a visitarme a Nueva York. Sin pensárselo demasiado y al ver a su hija en apuros, acudió a mi rescate una semana más tarde para estar a mi lado. Se instaló conmigo en mi estudio y lo primero que hizo, como mi *kitchenette* no le pareció muy adecuada para cocinar, fue invitarme a comer a un bistró francés para recordar los gustos y sabores de mi país con una copita de vino tinto. Para distraerme de mis preocupaciones existenciales y financieras, le parecía importante que cambiase de aires y que dedicase un día de ocio a hacer cosas divertidas. Quería que le enseñara mis lugares preferidos, conocer a mis amigos... me regaló un sifonier para guardar mi ropa porque consideraba que mis cajas de madera *vintage* compradas en el mercadillo no eran apropiadas para eso, pero sobre todo lo que deseaba era entender cuál era la situación y ver cómo podría ayudarme.

Maman me contó que yo de niña era tímida, poco atrevida, y que me escondía detrás de mi hermana protectora, sobre todo cuando mis padres se separaron, momento a partir del cual ella se convirtió en mi referencia y actuó como mi segunda mamá cuando *maman* no estaba. Recordé que yo a menudo solía repetir «como mi hermana» cuando alguien me preguntaba qué quería comer, qué quería hacer, qué opinaba sobre una cosa u otra. Pero de adolescente me «independicé» y empecé a desarrollar poco a poco una mayor fuerza interior, una disciplina férrea parecida a la de mi abuela, y es que, a pesar de tener una personalidad discreta, tenía las ideas claras. A mi hermana no le hizo mucha gracia perder el control y la influencia que tenía sobre mí, y recuerdo que vivimos una época de muchas disputas entre nosotras.

Mi madre sabía que tenía esa fuerza de voluntad, estaba convencida de que iba a salir reforzada de aquella situación y sentía que la suerte no me había abandonado, porque en el fondo siempre la había trabajado para alcanzar mis objetivos. Como decía Séneca: «La suerte es lo que ocurre cuando la preparación coincide con la oportunidad». Pasé unos días muy cercanos con ella y estuvimos hablando horas y horas, pude llorar en su hombro, nos reímos para olvidar por un momento el lado dramático de la situación (tampoco lo era tanto visto con perspectiva, pero sí me lo pareció a mí en el momento en que ocurrió) y sentí alivio por ser hija de mi madre. Me di cuenta entonces de que siempre podría contar con ella, de que siempre lo había podido hacer. Y eso era algo que no había sentido en los últimos años porque, desde que vivía en Nueva York, mi familia había pasado a un discretísimo segundo o tercer plano. La distancia era la causa principal de ese alejamiento emocional, había perdido la costumbre de verlos con regularidad, la diferencia horaria no facilitaba las llamadas, que se hicieron más escasas, perdí el hilo de su día a día y ellos el mío, solo nos contábamos las cosas importantes o significativas y ya no dedicábamos tiempo a comentar pequeñas anécdotas sin importancia. Mis padres siempre habían respetado mi espacio, preguntaban poco por mi vida o mis penas y no demostraban su amor con grandes abrazos. Pero yo lo sentía en sus miradas, sus sonrisas, sus preguntas discretas, su alegría al verme, aunque es verdad que esa distancia física y los pocos encuen tros nos habían ido alejando poco a poco. Tuve que pedir ayuda para tener a mi madre a mi lado y me alegró mucho volver a sentirla cerca.

El amor incondicional, el más puro, sin condiciones y sin esperar nada a cambio, es casi un milagro, es algo que podemos encontrar en las relaciones entre padres e hijos, y a veces entre parejas y en algunas amistades.

Juntas, sentadas en mi sofá cama, recordamos momentos felices de mi infancia y *maman* me contó historias de la suya, en Vietnam, con mi abuela. Me relató un viaje en tren que hicieron juntas cuando mi madre no tendría más de seis o siete años. Me costaba imaginar cómo era un tren en el Vietnam de los años cincuenta, en la época colonial. Viajaban de noche de Nha Trang, una pequeña ciudad costera famosa por sus playas, a Saigón para reencontrarse con mi abuelo, que se había quedado en la ciudad para trabajar, y como no quedaban asientos libres, tuvieron que sentarse en el suelo. No existían butacas numeradas ni asientos individuales, sino bancos de madera en coches con ventanas abiertas y sin aire acondicionado. Tampoco existía la alta velocidad y el trayecto duraba nueve o diez horas para recorrer tan solo cuatrocientos kilómetros. Mi madre me contó que mi abuela la instaló encima de la maleta para que no durmiera en el suelo y para así evitar que se la robaran. También me explicó que se pasó toda la noche despierta abanicándola para refrescarla. El calor húmedo y pesado del monzón llenaba el ambiente de mosquitos y moscas, y así las ahuyentaba. No conocía de primera mano este sentimiento, ese instinto maternal, pero entendía que se podía dar y amar de manera genuina sin buscar una compensación. Ese amor benevolente que me relataba mi madre me parecía lo más puro y lo más difícil de ofrecer en un mundo basado en el intercambio y la recompensa fácil.

Durante aquellos días en Nueva York con ella, pensé que habíamos tenido pocas ocasiones para estar solas las dos. Siempre habíamos estado con mi hermana, y aquella intimidad entre nosotras dos fue nueva para mí y nos dio pie a hablar de temas más personales y de emociones.

Maman me trajo un regalo especial, una joya que había pertenecido a mi abuela y que había recuperado cuando limpió su apartamento después de su fallecimiento. Era un colgante muy bonito con una piedra de jade, una de las piezas favoritas de mi abuela, la que llevaba cuando quería ponerse guapa para salir. Ese amuleto familiar me traería fuerza y «suerte», me dijo, y me serviría en los momentos en que me sintiera triste ayudándome a recordar que no estaba sola. Además de ser una joya preciosa que me pongo con mucho gusto, es un recuerdo y un objeto casi espiritual: siento que esa piedra verde está llena de la energía y la fuerza de mi abuela, y del amor de mi madre.

En ese ambiente de complicidad, quise compartir con *maman* mi nueva pasión, así que la llevé a su primera clase de yoga en un estudio del barrio. La clase de Hatha, el estilo tradicional de la India, no buscaba posturas complicadas, sino que se definía como un estilo tranquilo y pausado, por lo que me pareció muy adecuado para ella. No me fue fácil ralentizar la mente y mantener las ocho respiraciones en cada postura porque estaba acostumbrada a clases más dinámicas, pero pensé que esa lentitud era muy beneficiosa para cultivar la atención plena en cada asana y calmar las preocupaciones de mi mente. Lo mejor vino al final de la sesión, cuando la profesora dedicó un cuarto de hora a guiarnos en asanas de yoga restaurativo, más terapéutico y pasivo y que no implica un esfuerzo muscular, cuya finalidad es el descanso del sistema nervioso. Tras meses de practicar yoga de manera regular, había aprendido a escuchar mejor a mi cuerpo, que me pedía una práctica lenta para soltar las tensiones físicas y mentales provocadas por el estrés, y esa clase me ayudó a desbloquear un poco el nudo que aún sentía en el abdomen desde el día del despido. No estaba segura de que mi madre disfrutara tanto la clase y seguramente la vivió un poco como me había ocurrido a mí la primera vez: con dedicación y esfuerzo, pero sin placer. Sin embargo, no quiso cuestionar aquello que me hacía tan feliz. Solo deseaba compartirlo conmigo.

Quedaban dos días para que mi madre volviera a París y yo aún estaba buscando trabajo sin tener demasiada idea de lo que quería. Le daba mil vueltas a lo que deseaba hacer, con ánimo de orientar bien mis búsquedas profesionales. A ratos contaba mis ahorros para saber cuánto tiempo podía aguantar sin trabajar en Nueva York y, al mismo tiempo, mi intuición me decía que necesitaba un cambio en mi vida. Durante esas tardes de largas conversaciones con mi madre, ella me recitaba una lista con los hechos que demostraban mi famosa «suerte» en mis elecciones profesionales; desde la universidad hasta que me fui a Nueva York, todo había ido bien porque había buscado esas oportunidades y las había sabido aprovechar. Después de graduarme en el máster en Negocios, hice unas prácticas muy interesantes en París, conseguí mi primer trabajo en Manhattan en una empresa francesa y, finalmente, encontré un trabajo que me gustaba. A pesar de que aquello no había tenido un final tan feliz, podía sentirme orgullosa de lo que había conseguido en pocos años. Ella estaba convencida de que solo era el inicio de un largo camino lleno de éxitos. Nunca había dejado de estudiar, trabajar, buscar y esforzarme por conseguir lo que quería, tampoco había hecho un año sabático viajando por el mundo como muchos estudiantes solían hacer antes de iniciar su vida profesional. Quizá era el momento de concederme una pausa e incluso habría dicho que me hacían falta más de cuatro días en Tulum. No obstante, nunca había viajado sola y me daba mucho respeto emprender un viaje largo de mochilera hasta la otra punta del mundo. Aun así, sentía que necesitaba un cambio de aires para volver con las ideas claras.

A las pocas semanas decidí dejar el estudio que tenía alquilado en Nueva York, guardé todas mis pertenencias y mis tres muebles en un espacio de almacenamiento en Brooklyn por menos de doscientos dólares al mes y me fui con mi esterilla de yoga y una mochila a la India, el país de origen del yoga, el budismo y el hinduismo. La lista de lugares recomendados era larga: Benarés, Mysore, Ladakh, Goa, Mumbai, Agra, Chennai, Rajastán, Kerala... Eran muchos, quizá demasiados, pero tampoco quería ir con un plan de viaje cerrado. Estrella me había dicho que podría decidir sobre la marcha y, sobre todo, que tenía que armarme de paciencia porque era un país muy grande.

Me había dado un mes o dos para viajar sola y hacer como muchos estudiantes y yoguis, pero yo además iba con la intención de encontrar respuestas existenciales y despejar la mente. Sabía que a la vuelta encontraría con facilidad una habitación en un piso compartido y que Laurent y su novia podrían acogerme durante unos días nada más aterrizar, como al principio. Era una suerte tenerlos como amigos.

Primero se me ocurrió ir a Mysore para practicar Ashtanga Vinyasa con el maestro Pattabhi Jois, llamado también Guruji, pero llegué tarde a las inscripciones y decidí ir directamente a Rishikesh, la meca del yoga, ubicada al pie del Himalaya. Estaba convencida de que la India iba a ser un choque cultural, pero lo que me llamó más la atención fue el ruido de los coches, de los tuk tuks y de los perros callejeros peleando, la cantidad de gente en la calle y los olores de la comida local, de los inciensos en los templos, de la basura, del río Ganges y también de las especias.

Tenía la sensación de que la espiritualidad era omnipresente allá donde fuera: en las vacas sagradas que vagaban libres por la calle, en la gente que se aseaba en el río sagrado, en las ceremonias *aarti* que usaban el fuego como ofrenda en las orillas del Ganges, en la cantidad de templos que había, las estatuas de dioses hindúes y la presencia de numerosos *sadhus*.

Estos, hombres ascetas hindúes, se reconocen fácilmente porque se pintan la frente o la cara de ceniza, llevan el pelo y la barba muy largos, visten de color azafrán y viven de la limosna y de las ofrendas de los fieles, ya que no trabajan. Tampoco suelen tener una casa donde vivir y a menudo duermen en el suelo de los templos o a veces incluso en los bosques o cuevas. Siguen el camino de la devoción por medio de la práctica de la penitencia y la austeridad para llegar a la iluminación. Abandonan su antigua vida, se despojan de sus pertenencias materiales y dejan a sus familias y hogares para purificar su alma y llegar a la liberación espiritual o *moksha*. Escuché a algunos de ellos repetir mantras a gran velocidad y otros estaban sentados en la calle con la mirada perdida, no sé si estaban meditando, si habían fumado algo o ambas cosas.

Los *sadhus* siguen el movimiento *bhakti* del hinduismo (existen varias vertientes y ramas), es decir, el amor a Dios. Recitan en su nombre en forma de mantra mediante el canto de himnos y rezos y también peregrinan a enclaves religiosos. Este nivel de devoción es mucho más extremo, complejo y entregado que la interpretación del Bhakti yoga que practican los occidentales.

Ya nos lo había explicado John Scott en Tulum haciendo referencia al libro *Los cuatro caminos del yoga*, escrito por el primer impulsor de la práctica en Occidente, el líder espiritual indio Swami Vivekananda, que participó en un congreso en Chicago en 1893 y cuya influencia se extiende hasta el siglo xx. Este libro recupera la división clásica de las cuatro sendas de yoga presentes en la filosofía vedanta: el Jnana yoga (o el camino del conocimiento a través del estudio de los textos), el Raja yoga (basado en el control de la mente mediante el trabajo del cuerpo y las asanas), el Karma yoga (el camino de la acción desinteresada) y el Bhakti yoga (el camino de la devoción a través del amor puro y la entrega). Las sesiones de esta última rama en las que participé fueron reuniones centradas en el canto de mantras en sánscrito, con o sin música, en las que no se buscaba ni se requería tener un talento de canto, sino de entrega en grupo para sentir más amor y conexión con la vida, con el entorno, con nosotros mismos y con los demás. Yo no tengo buen oído para la música y nunca me había atrevido a cantar en público, porque ser el centro de atención no era de mi agrado, pero en esas sesiones me solté y descubrí el poder de la repetición de los mantras y las sensaciones que me producían las vibraciones en la garganta y en el cuerpo. Se me ponían los pelos de punta, me sentía arropada por el grupo y, lo que es más bonito, formar parte de aquella unión me daba seguridad y confianza.

En Rishikesh, me instalé cinco días en el inmenso y famoso áshram Parmath Niketan, con sus bonitos jardines, un entorno tranquilo para hacer mis meditaciones caminando y una ubicación privilegiada a orillas del río Ganges, donde se celebran las ceremonias *aarti*. El funcionamiento del enclave no era realmente el propio de un áshram, sino más bien de un hotel con habitaciones muy básicas y austeras de precio bajo (por unos 10 dólares por noche no se podía pedir mucho lujo), comidas de cocina india incluidas y con ciertas facilidades, como clases de yoga y ceremonias religiosas. Iba a clase de yoga y meditación cada mañana y a ellas acudían tanto extranjeros como turistas indios alojados en el áshram. No se trataba de una sala de yoga como las que conocía en Nueva York, sino de una sala sin calefacción multiuso, con muebles apilados en el fondo cargados de semanas de polvo. La profesora, una joven india de Delhi, nos guiaba en inglés en posturas de Hatha yoga. Un día nos juntamos con un grupo de niñas de un colegio de la zona, y la clase se impartió en dos idiomas, inglés e hindi, el idioma oficial en la India. Saludaron a la profesora con el tradicional namasté que usamos en yoga, juntando las manos e inclinándose. La traducción literal de «namasté» o «namaskar» en sánscrito es «inclinarse», «Me inclino ante ti». Pregunté a la profesora y me explicó que el verdadero significado de esta palabra, como el de la mayoría de las palabras en sánscrito, es mucho más profundo que un saludo normal. En una clase de yoga, el gesto con namasté representa el reconocimiento de un profesor a sus alumnos. El profesora o la profesora no están por encima ni son mejores que sus alumnos; son un igual, y se inclinan ante lo divino que reside en cada uno de los participantes. Al devolver el namasté, el alumno se hace eco de la gratitud hacia su profesor y hacia todos los demás alumnos de la sala.

En cada esquina de la ciudad se podían ver carteles de clases y cursos de yoga. Aproveché para probar escuelas y profesores distintos y conocer a otros viajeros yoguis. Como pasaba mucho frío en la habitación del áshram, decidí alojarme en un hostal cerca del puente colgante Lakshman Jhula, que ofrecía también clases de Vinyasa yoga, el estilo dinámico que practicaba en Nueva York. El dueño del hostal y también profesor de yoga me recomendó atender un *satsang* (se traduce por «asociación con el sabio»), una charla con un gurú o maestro espiritual para indagar, para encontrar mi yo profundo y así descubrir mi propio camino personal, profesional y espiritual. Escuché con mucho interés las respuestas del maestro espiritual brasileño Prem Baba sobre el amor incondicional y el camino del autoconocimiento a través del amor y la meditación. Las preguntas escritas se entregaban a los discípulos voluntarios del gurú que organizaban los encuentros en un ambiente de paz y silencio y que contrastaban con los *satsangs* de Mooji, el gurú no dualista de origen jamaicano, que eran más espontáneos. En una sala llena de extranjeros sentados en el suelo, algunas personas se levantaron para hacer su pregunta en voz alta al micrófono. Algunas desvelaban detalles muy personales e íntimos de su vida con la voluntad de recibir una orientación y consejo del maestro, cuyo mensaje está enfocado a la indagación, la introspección y a preguntarse «¿Quién soy yo?» para así experimentar la no dualidad o *advaita,* estado en el que no existe separación entre sujeto y objeto.

Mooji explica que:

> ... la autoindagación es el espejo con la ayuda del cual sabes instantáneamente quién eres en realidad; no quién es tu cuerpo, no quién crees ser o lo que otros dicen que eres. No, a través de este espejo se revela una percepción directa y no dual de tu Ser. Tu Ser no es un objeto. Un pensamiento es un objeto de percepción como cualquier cosa material, igual que las emociones, las imágenes, los recuerdos y las sensaciones. En pocas palabras,

todos los fenómenos son objetos. La mente está acostumbrada a interpretar y cuantificar fenómenos. Cuando te has liberado de la influencia hipnótica de tus propios conceptos, del condicionamiento y las vanas proyecciones mentales, entonces estás verdaderamente disponible para tu propio Ser.

Nunca me hubiera atrevido a levantarme para hablar de mis problemas personales delante de una audiencia, pero la pregunta respuesta de Mooji en su sentido más pragmático se quedó en mi mente: ¿quién soy?, ¿quién quiero ser?, ¿por qué estoy aquí? Entonces me di cuenta de que yo solo era una más de los miles de occidentales que había decidido ir hasta allí para practicar yoga, experimentar de primera mano la espiritualidad oriental y conocer a líderes espirituales para encontrar respuestas. ¿Tan perdidos estábamos en nuestro mundo moderno? Los Beatles llegaron antes que nosotros a Rishikesh en los años sesenta para participar en sesiones de meditación en el áshram del gurú Maharishi Mahesh Yogi, un retiro que resultó muy creativo para la banda, ya que en él compusieron el famoso *White Album*. Se inspiraron en la meditación y repetición de los mantras para estructurar sus letras e incluso usaron el mantra en sánscrito «Jai Guru Deva Om» en el tema «Across the Universe». Sin embargo, yo no encontré ni su inspiración ni «mi» gurú en Rishikesh y por eso decidí irme al sur para practicar más y profundizar en el Ashtanga Vinyasa y el Raja yoga.

Llegué a Goa, un lugar turístico famoso por sus playas y atardeceres, pero también el lugar donde se habían instalado muchos profesores de esta disciplina. Me quedé una semana en Purple Valley, una residencia de yoga donde la profesora norteamericana Nancy Gilgoff organizaba dos semanas de retiro. Fue la primera occidental que practicó con Guruji en Mysore en los años setenta y la busqué a ella porque quería aprender de una yoguini de verdad.

Cada día a las seis y media de la mañana estábamos alineados para cantar el mantra de apertura y arrancar con el *surya namaskar* A (el saludo al Sol) y me aprendí de memoria la primera secuencia de Ashtanga Vinyasa yoga. Por las tardes nos reuníamos para charlar de filosofía o en talleres de asanas para profundizar en las transiciones y técnicas de *pranayama*. Algunas de ellas me parecieron muy friquis, como el *nauli*. Algunos alumnos avanzados podían vaciar el abdomen succionando las tripas hacia las costillas para crear una especie de cueva profunda, de forma que podían mover los abdominales como si tuvieran un animal dentro dando vueltas. Solo de la impresión que me dio verlo, se me quitó el apetito.

Pensé que por fin había encontrado el tipo de yoga que me gustaba: practicar esta secuencia fija a primera hora de la mañana era como hacer sonar el estribillo de mi canción preferida. La podía escuchar una y otra vez sin cansarme y la intensidad de las asanas despertaba una energía y una vitalidad que me daban alas para el resto de la jornada. La meditación en movimiento al ritmo de la respiración *ujjayi* me ayudaba a ver las cosas más claras, y mientras mi cuerpo se hacía más flexible y más fuerte, mi mente también lo hacía y se volvía más disciplinada para alcanzar nuevos horizontes.

En una de las tardes de charla le pregunté a Nancy Gilgoff por qué la práctica de yoga era tan individualista, cada uno en su esterilla, centrado en su respiración y su avance. Me contestó algo que me inspiró mucho: era importante cuidarse, conocerse y purificarse con técnicas cuya eficiencia se había demostrado a lo largo de los siglos, porque no podíamos cuidar a los demás si no estábamos bien primero con nosotros mismos. De manera que el primer paso era el autocuidado con el propósito de transmitirlo a otras personas.

Cuando esas dos semanas en Goa llegaron a su fin, Nancy me recomendó seguir mi viaje hacia el este, donde una mujer francesa conocida como La Madre había creado una comunidad basada en los principios de su maestro espiritual, Sri Aurobindo, el filósofo, poeta y maestro de yoga nacido en Calcuta que había acuñado el concepto de «superhombre» durante la primera mitad del siglo XX. Podía alargar mi viaje una o dos semanas más, no tenía prisa en regresar a Nueva York, ya que gastaba muy poco en la India y nadie me esperaba allí.

Llegué a Puducherry, antiguo territorio colonial francés en el estado de Tamil Nadu, en el sudeste del país. Me encantaron los edificios coloniales, el paseo marítimo, los cafés, el ambiente de una ciudad del sur de la India con ropas y edificios coloridos. Visité el áshram de Sri Aurobindo, en el distrito francés, para introducirme en su filosofía de yoga integral, cuyo objetivo era transformar al ser humano en un ser divino, el superhombre, todo un reto que necesitaba de más investigación. Me dirigí en bicicleta a Auroville, a pocos kilómetros de Puducherry, para descubrir la ciudad comunidad creada por Mirra Alfassa (1878-1973), conocida como La Madre, discípula y compañera espiritual de Aurobindo. Aquel sería «un lugar en una comunidad internacional, donde hombres y mujeres aprendieran a vivir en paz, armonía, más allá de todas las creencias, opiniones políticas y nacionalidades». Sonaba a un ideal que no podía existir conociendo la mentalidad humana. Para este proyecto, reconocido por la ONU e inaugurado en 1968 con la presencia del Gobierno indio (el mismo año en que los Beatles fueron a Rishikesh), construyeron una serie de casas, edificios y espacios comunes en círculo y con forma de galaxia, cuyo centro albergaba el Matrimandir, coronado con un domo dorado que vi en plena construcción, pero que pude visitar unos años más tarde cuando ya estaba abierto al público. Me quedé una semana con una pareja francesa de jubilados, ciudadanos de Auroville desde hacía ocho años. La casa en la que vivían estaba escondida en el bosque y era una construcción moderna que habían levantado con la ayuda de los miembros de la comunidad, con materiales reciclados o procedentes de la tierra. Disponían de tres habitaciones sencillas y de un pequeño jardín, pero no era de ellos porque en Auroville no existe la propiedad privada, sino que el terreno, las tierras, los edificios, casas y otros bienes inmobiliarios pertenecen a la comunidad. Ellos, como todos los miembros, debían contribuir al interés general con una aportación en especie o dinero. La Madre sugirió que cada uno trabajara un mínimo de cinco horas diarias para la comunidad. Daniel y Anne habían llevado una vida normal y feliz en Nantes junto a sus tres hijos, pero cuando el último de ellos se fue de casa, se quedaron solos. Daniel se jubiló después de trabajar durante treinta y dos años en una gran empresa industrial, casi al mismo tiempo que su mujer Anne, docente y funcionaria, que lo hizo a los sesenta y un años. Ella aún se sentía joven, activa y capaz de seguir con lo que siempre había sido su vocación: acompañar y ayudar a sus alumnos a encontrar su propio camino y desarrollar sus capacidades. Ya jubilados, sin hijos que cuidar en casa y sin la rutina laboral, empezaron a aburrirse a los pocos meses. Anne estaba deprimida y sentía que su vida ya no tenía un propósito.

Ambos consideraban que aún tenían mucho que aportar a los demás, gozaban de buena salud, de todas sus facultades intelectuales y de ganas de seguir disfrutando de la vida, pero de otra manera. Decidieron instalarse en Auroville, adonde habían visitado a amigos en varias ocasiones. Pasaron el periodo de prueba para los recién llegados hasta que se convirtieron en aurovilianos de pleno derecho.

Daniel, excontable, empezó a trabajar en el servicio financiero de la organización administrativa y Anne, como profesora de francés e inglés en la escuela Deepanam, que ofrecía educación primaria enfocada al aprendizaje del arte y las lenguas. Era todo un sueño estar allí, el modelo auroviliano de una sociedad multicultural ofrecía una enseñanza abierta e innovadora que aspiraba a convertirse en una comunidad en permanente aprendizaje, un entorno muy distinto del rígido sistema de educación pública francesa.

Allí me explicaron los principios del superhombre de Aurobindo radicalmente distinto al de Nietzsche. Según el filósofo oriental es un sistema ético que, aunque utópico, me pareció un buen punto de partida para saber por qué razón vivimos en unidad en este mundo y qué podemos hacer para crear más armonía entre nosotros. Pero aquella no era una tarea fácil: la convivencia entre humanos no estaba exenta de dificultades debido a las diferencias culturales y a los distintos puntos de vista y valores que los habitantes de Auroville habían aprendido en su antigua vida. Y es que el ser humano, aunque es un ser social que necesita vivir en tribu, tiene su ego y sus necesidades personales que no encajan siempre con las de los demás.

Según el líder espiritual indio Sri Aurobindo (1870-1950), el superhombre no solo se preocupa por su propio desarrollo espiritual, sino que también se compromete con el bienestar y la transformación evolutiva de toda la humanidad.

Veía interesante la complementariedad de su concepto de «superhombre» y la «iluminación» o *samadhi*, el último paso del yoga cuando uno alcanza un estado de despertar o realización espiritual a través de una práctica estricta de la disciplina.

La espiritualidad india era demasiado extensa y compleja para cualquier extranjero, no podíamos vivirla o pretender entenderla, pero de las etapas y encuentros de este viaje me quedé con varias ideas inspiradoras que eran como luces en un camino oscuro. Aunque no pudiera ver el mapa al completo, avanzaba poco a poco, eligiendo conscientemente cada paso que daba, cada dirección que tomaba, sabiendo siempre que tenía la posibilidad de dar marcha atrás. No había experimentado el *samadhi*, la iluminación, ni era ninguna supermujer, tampoco lo pretendía, pero empezaba a encaminarme hacia una mejor versión de mí misma. No podía seguir por la vida sin tener una dirección «con sentido», era hora de preguntarme por qué y sobre todo para qué tomar ciertas decisiones. Sentía que formaba parte de un todo y que mi paso por esta vida podía tener un impacto positivo para mi futuro al igual que para mi karma.

Ningún gurú de los que había conocido en los *satsangs* había respondido a mis dudas sobre qué hacer con mi vida, tal vez porque no se trataba de una pregunta existencial; tenía veintiséis años y la vida por delante para encontrar la respuesta y cuestionarme muchas otras cosas.

Sin embargo, yo seguía sintiendo que me faltaba saber en qué dirección podría enfocar el inicio de una nueva etapa personal y profesional. Después de todo ese tiempo que pasé en la India, entendí que no iba a encontrar allí las respuestas, pero tenía nuevas herramientas para contestarlas. Había llegado el momento de regresar a Nueva York. En el vuelo de vuelta desde Nueva Delhi, me dormí a la mitad de la primera película, pero un sonido fuerte me sacó del sueño profundo. Escuché la voz firme del comandante que anunciaba a los pasajeros que atravesábamos una zona de turbulencias y nos pidió que nos abrocháramos el cinturón de seguridad. Las azafatas caminaban rápido por el pasillo para recoger las tazas y restos de las bandejas de la cena. La oscuridad de la noche no permitía ver las nubes, pero de repente distinguimos algún rayo a través de las ventanillas y los pasajeros empezaron a comentar la situación mientras unas turbulencias leves sacudían el avión. La mujer que iba sentada a mi lado me agarró el brazo. Noté sus largas uñas falsas pintadas de rosa clavadas en él; intentó disculparse, pero no podía hablar porque su respiración se había vuelto corta y superficial. Tenía el cuerpo tenso pegado al asiento y los ojos abiertos, con las pupilas dilatadas como si temiera que fuera a pasar algo malo.

Intenté explicarle que los aviones estaban preparados para pasar tormentas y resistir a los rayos; ella me contestó que lo sabía porque su marido era piloto, pero las turbulencias superaban su capacidad de raciocinio y no podía calmarse.

Aunque yo no le tenía miedo a volar, entendía el estrés que podía provocar estar encerrados en una caja de metal que se sacudía a diez mil metros de altura.

Cuando alguien se estresa y tiene miedo, solemos recomendarle que salga a dar una vuelta para tomar el aire, pero como en ese caso no era posible, intenté guiarla en un ejercicio de relajación que hacía en clase de yoga. Se trataba de una respiración controlada por la nariz, que es una de las formas más eficaces de mantener el estrés a raya porque no requiere de herramientas especiales y se puede practicar en cualquier momento.

En clase de yoga había aprendido acerca del poder que el *pranayama* tenía sobre la salud y el bienestar y lo había experimentado personalmente en muchas ocasiones. La respiración profunda y voluntaria estimula el sistema nervioso parasimpático, el encargado del «descanso y la restauración» para ayudar a calmarnos, además de aumentar la concentración y mejorar el sueño entre otros beneficios.

Debido al gran estrés que le suponía la situación, la mujer respiraba de forma agitada y superficial; el aire solo le llegaba a la parte superior del pecho y las clavículas. Le cogí la mano y me incliné hacia ella con una sonrisa para captar su atención. Con voz tranquila le dije que hiciera tres respiraciones profundas y que tratase de ocupar su mente para desviar la atención de las turbulencias. La invité a que colocase una mano sobre su abdomen para observar el movimiento que hacía al inspirar de manera profunda y lenta. Sentir que la respiración se vuelve más abdominal es la señal de que la tensión del diafragma se diluye.

El diafragma es un músculo ancho situado en la caja torácica que tiene forma de domo y cumple un papel muy importante en la función respiratoria, en la estabilización central y en el control de la postura, además de facilitar la circulación sanguínea. La respiración es un mecanismo fisiológico, generalmente automático e involuntario, que se modifica ante ciertos cambios en la conducta o en la vivencia emocional. Por ejemplo, aumenta su frecuencia e intensidad cuando hacemos ejercicio o cuando sentimos impaciencia, miedo, ira o ansiedad, mientras que disminuye y se vuelve más diafragmática cuando estamos relajados y tranquilos. Sin embargo, también podemos aprender a controlarla, y ese es el objetivo de ciertos ejercicios de *pranayama* en yoga para, de ese modo, influir en nuestras emociones, que son más difíciles de regular voluntariamente.

Después de pocos minutos, el lenguaje corporal de mi vecina de asiento había cambiado: tenía los hombros más relajados, poco a poco le volvía el color a la cara... Todo se había revertido, pero sobre todo su respiración era mucho más tranquila. Cuando se calmó, nos presentamos: se llamaba Rachel, era estadounidense y volvía de un viaje exprés de trabajo a Nueva Delhi. Estaba agotada por el cambio de horario y la falta de sueño, y el exceso de picante le había revuelto el estómago. Aquello, sumado a las turbulencias, tampoco ayudaba. Trabajaba en una fundación norteamericana que colaboraba con una gran empresa india cuyo objetivo era que las nuevas tecnologías llegaran a las zonas rurales y así optimizar cuestiones como la irrigación, llevar agua potable, placas solares, energía, etc. Sobre el papel era un trabajo muy bonito, pero muy difícil de concretar porque involucraba mucho dinero y la actuación de los gobiernos y de grandes corporaciones con intereses filantrópicos, pero también propios, a lo que había que añadir la dificultad de implementación local. Aun así, Rachel estaba muy motivada, creía en el proyecto de su empresa y en el bien que podía aportar, por lo que su esfuerzo se concretaba en la India. Aquello no era ninguna burbuja.

A lo largo de las diecisiete horas de vuelo, gracias también a la conversación con Rachel, llegué a una conclusión: no quería quedarme en Nueva York ni volver a un sector laboral en crisis, y decidí que mi etapa neoyorquina había llegado a su fin. Había sido estupenda e interesante, pero quería volver a Europa.

Escuchar a Rachel hablar con esa pasión de su trabajo me daba envidia sana. Yo también quería encontrar un propósito en mi vida, aquello que me motivara para compartirlo y contribuir a algo más grande. El objetivo era ambicioso, eso es cierto, pero tampoco tenía que ser la Madre Teresa de Calcuta o el Dalái Lama. Solo tenía que ser yo misma y, a partir de ahí, ver cuál era mi meta. Era muy fácil decirlo. Hacerlo, no tanto.

Respiración profunda calmante

Respira con el diafragma

Respiramos unas 25.000 veces al día de manera automática, sin darnos cuenta, pero la mayoría de nosotros lo hacemos desde la parte alta de la caja torácica (levantando hombros), cuando deberíamos hacerlo desde las costillas y el abdomen, involucrando un músculo importante, el diafragma, para que los pulmones se expandan hacia abajo, empujándolo para que hinche la barriga. Esta respiración profunda o diafragmática se puede realizar y entrenar de manera controlada y consciente hasta que se convierta en un hábito saludable de respiración natural.

Respira para calmar la mente

Una respiración tranquila y regular demuestra que la persona está en calma, mientras que una respiración agitada y corta es sinónimo de estado emocional intenso. Aprender a controlar la respiración cuando se ha descontrolado y agitado nos puede ayudar a recuperar el estado de calma.

La respiración consciente y controlada reduce la frecuencia cardiaca, la presión arterial, estimula el sistema parasimpático y ayuda en la relajación y control del estrés, reduce los niveles de ansiedad, combate el insomnio, mejora la concentración y la creatividad.

Técnica de respiración profunda

Para iniciarte con este ejercicio de *pranayama* (en sánscrito, «control de la energía por la respiración») busca una postura estirada en el suelo boca arriba con las piernas dobladas, los pies separados y las rodillas juntas. Esta posición horizontal te permitirá sentir mejor los movimientos de la barriga.

Relaja los hombros en el suelo sin tensión y coloca una mano sobre el abdomen y la otra en el pecho.

Inspira por la nariz suavemente en tres fases seguidas:

- durante 1 segundo, un poco de aire entra por el pecho, que se hincha, y la mano del pecho se eleva (respiración clavicular).
- durante 2 segundos, el aire empieza a llenar los pulmones, que separan las costillas flotantes hacia fuera para crear espacio en la caja torácica, y el estómago se eleva (respiración torácica).
- sigue inhalando sin forzar durante 2 segundos más: los pulmones se expanden hacia abajo, el diafragma se contrae empujando la tripa hacia abajo y el abdomen se expande. Observarás que la barriga se eleva (respiración abdominal).

Expulsa tranquilamente el aire por la nariz en unos segundos.

Repite el ejercicio haciendo de 5 a 8 respiraciones profundas.

Cuando domines las tres fases de inhalación y puedas separarlas medio segundo, prueba a controlar la exhalación por la nariz en tres fases:

- exhala en la zona clavicular, relajando el pecho.
- exhala en la zona torácica, juntando las costillas flotantes.
- exhala en la zona abdominal al contraer suavemente el abdomen, llevando el ombligo hacia dentro.

La respiración completa yóguica se consigue cuando controlas la inhalación en tres fases y la exhalación también en tres fases. Se puede practicar en una postura sentada en el suelo o en una silla. Observa el movimiento de las tres partes del tronco en cada instante, mantén la atención en las sensaciones corporales en todo momento. Esta técnica se puede practicar en cualquier lugar y se recomienda hacer entre 5 y 8 respiraciones completas.

Si notas algún mareo o incomodidad, detén el ejercicio y vuelve a una respiración natural.

Accede a esta y otras prácticas a través de este QR:

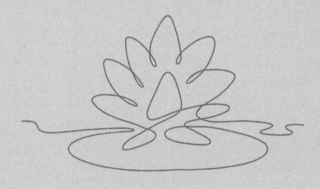

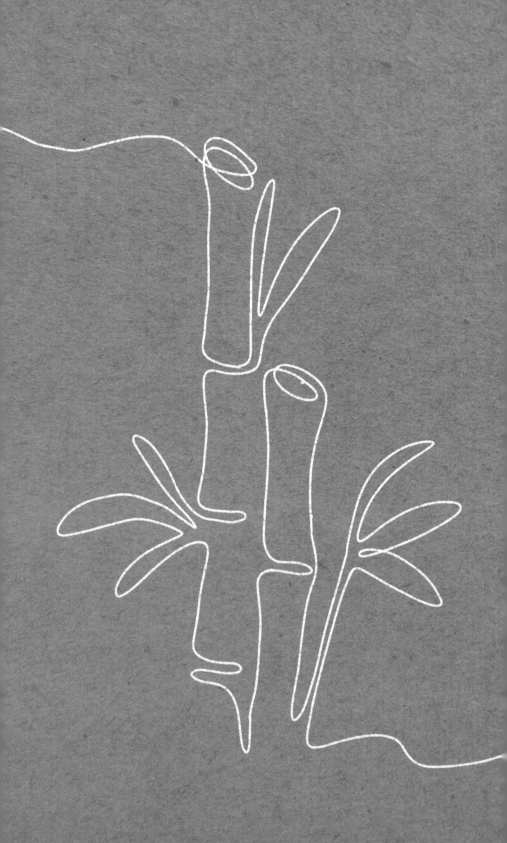

Tercera parte

Vivir con sentido

Tras mi decisión de abandonar Nueva York y la forma de vivir que esa ciudad imponía, pasé un tiempo buscando el equilibrio justo para tomar una decisión acertada. Durante ese tiempo, encontré a quien sería mi pareja y, tras distintos intentos fallidos de quedarnos en la ciudad que nunca descansa, tomamos la determinación de abandonar Estados Unidos. Decidimos mudarnos a Barcelona para seguir la aventura de vivir en el extranjero, pero tras unas semanas buscando trabajo allí, me di cuenta de que el mercado laboral no era tan internacional como me había imaginado y que no encontraría nada si no hablaba español. Me puse manos a la obra y dediqué los cuatro meses siguientes a sacarme un curso intensivo de castellano. Como conocía a una chica de allí, también aproveché para hacer con ella dos horas de conversación a la semana mientras tomábamos un café, pero como nuestros niveles respectivos de español y francés eran tan malos, realmente podíamos intercambiar poco. No conocía a nadie más, mis interacciones del día a día se limitaban a pedir dos tomates y dos «abogados» —en lugar de aguacates— en el mercado o a saludar y ayudar a mis vecinos, dos ancianos, a subir sus bolsas de la compra hasta el tercer piso, ya que no teníamos ascensor.

La burbuja de internet había explotado en Estados Unidos unos años atrás y la fiebre por las nuevas tecnologías estaba en plena ebullición en el mundo entero y, por tanto, también en España; todo el mundo tenía ideas revolucionarias y ganas de desarrollarlas, así que pensé que no me sería difícil encontrar un lugar de trabajo en cuanto fuera capaz de expresarme correctamente en castellano.

Moví mi currículum en *start-ups* y empecé con trabajos puntuales en un servicio de seguridad informática. Luego pasé unos meses en una incubadora de nuevas tecnologías y en una *start-up* de marketing digital. Como no conseguía la estabilidad laboral y económica en esas empresas pequeñas, decidí postularme para ofertas en otras más grandes. Al final conseguí un puesto de gestora de proyectos de internet en un banco importante. Iba a la oficina cada día a las nueve de la mañana y salía pasadas las siete de la tarde, una larga jornada en un espacio abierto, vestida siempre con traje chaqueta y, claro está, sin abandonar nunca la práctica de yoga. No me podía quejar: trabajaba en el departamento digital de una gran empresa en el sector bancario, un empleo que me permitía aprovechar la experiencia que había adquirido en Nueva York y poner en práctica mis estudios en economía y finanzas. En principio parecía un entorno que se ajustaba a mi personalidad y, sobre todo, a las expectativas de mis padres, aunque yo sentía que ese no era mi camino...

Recuerdo que un día salí de casa antes de que amaneciera, cuando las calles estaban aún vacías. Vestía unas mallas deportivas estampadas, un top debajo de una camisa, unos tacones, una americana de color azul marino, un bolso grande colgado del hombro y un casco de moto en la cabeza. Era un conjunto de lo más original y extraño, una mezcla de estilos incoherentes. Por un lado, llevaba la ropa de yoga para ir a clase y, encima, la ropa de trabajo. Saqué el pantalón de lana que guardaba cuidadosamente doblado en la bolsa de deporte para colgarlo en una percha del vestuario y me quité los zapatos para entrar descalza en la sala.

Mi rutina matutina estaba planificada al minuto para encajar mi sesión de yoga antes de ir al despacho: cada mañana el despertador sonaba a las seis y media de la mañana, salía de casa a las siete menos diez sin hacer ruido para no despertar a mi pareja, llegaba al centro de yoga a las siete y cinco y acababa la práctica a las ocho y veinticinco. Después, tenía el tiempo justo para ducharme y llegar a la oficina en quince minutos con la escúter. Una vez allí, hacía cola en el ascensor porque era hora punta, dejaba mi abrigo en el perchero a las nueve y me encaminaba a la poco apetecible máquina de café para arrancar con la jornada laboral.

Visto así, mi vida en Barcelona no era tan distinta de la de Nueva York. Había cambiado de paisaje, pero no las prisas. Nunca había sido una persona mañanera; de pequeña, en casa me llamaban «la Marmota», mi madre casi tenía que arrancarme de la cama, y al instituto, apenas llegaba dos minutos antes de que empezara la clase. Pero haber descubierto el Ashtanga yoga tradicional durante mi viaje a Goa cambió mis hábitos y me animó a seguir practicándolo en Barcelona. Ese tipo de práctica solo se ofrecía entre las siete y las diez de la mañana, así que tuve que adaptarme a ese horario. Me costó mucho esfuerzo, y no solo al principio, pero la satisfacción de haberlo conseguido, la sensación de bienestar que me invadía al terminar la clase eran motivación más que suficiente para repetir ese mismo ritual cada mañana.

Mil veces oí el despertador y me entraron ganas de quedarme en la cama, acurrucarme bajo el nórdico calentito y volver a dormirme, pero lo bien que me sentía después de activar mi cuerpo me impulsaba a seguir. Tenía interés, pero también pereza. Sin embargo, mi objetivo era más poderoso o, mejor dicho, mis objetivos: mantener una buena salud, generar bienestar, reducir el estrés, evitar la ansiedad, conectar conmigo misma, conocerme mejor. Como he dicho, no me faltaba disciplina para hacer lo que me gustaba.

En la clase de Ashtanga, lo que me resultaba más difícil era arrancar con los diez saludos al sol a modo de calentamiento; un calvario para mi cuerpo, todavía dormido y rígido. Apenas podía tocarme los pies con las manos a esa hora de la mañana. Los alumnos entraban y salían de la sala de manera libre y flexible, cada uno practicaba la secuencia fija que se habían aprendido de memoria, en silencio, a su ritmo; solo se escuchaba el sonido de la respiración que hacíamos con la garganta. Alguna vez me ocurría que, si justo después de la práctica tenía una reunión importante, me distraía de la secuencia y me olvidaba de la postura que seguía. Tal vez solo fuera durante tres o quince segundos, pero los suficientes para perder el hilo. Nadie se daba cuenta, solo yo sabía de mi error o despiste, y enseguida lo corregía. Sin embargo, con el tiempo cada vez fui liberándome más de ese tipo de pensamientos intrusivos. Ya no me olvidaba de hacer la postura que tocaba, aunque alguna no me gustara, porque no iba a yoga para hacer trampas conmigo misma, sino para estar ahí de verdad.

Lo mejor del Ashtanga Vinyasa yoga era que no tenía que competir con los demás. La gente no se observaba entre sí y nadie vigilaba la progresión de la práctica del otro: cada uno estaba concentrado en lo suyo. El esfuerzo que hacía por madrugar y practicar en silencio este método exigente lo hacía para mí y para disfrutar de todos los beneficios físicos y emocionales, desde los más superficiales hasta los más profundos, al igual que los millones de personas que lo practicaban en el mundo.

Esta técnica dinámica conocida por su exigencia física atraía a más hombres que otros estilos de yoga más pausados, dado el mayor desarrollo de la fuerza muscular y de la flexibilidad. La exigencia diaria contribuye a desarrollar la disciplina y la fuerza de voluntad, y la práctica en silencio cultiva la calma mental, la concentración, la claridad y sobre todo la autoconsciencia, es decir, nuestra capacidad de mirar sabiamente hacia el interior para hacer una lectura amable de nuestros sentimientos, emociones, pensamientos e inquietudes.

Cada día me encontraba con los mismos compañeros en la sala, pero lo más extraño era que si no coincidíamos en el vestuario (en el caso de los chicos, por ejemplo), no hablábamos entre nosotros. No sabía cómo se llamaban, cómo sonaba su voz o a qué se dedicaban.

El único momento sincronizado que compartíamos era el canto del mantra. El profesor nos invitaba a parar unos instantes y a ponernos de pie delante de la esterilla para cantar el mantra de apertura, también aprendido de memoria. Ese era el único sonido que rompía el silencio de la clase.

ॐ वन्दे गुरूणां चरणारविन्दे संदर्शितस्वात्मसुखावबोधे ।
निःश्रेयसे जाङ्गलिकायमाने संसारहालाहलमोहशान्त्यै ॥
आबाहुपुरुषाकारं शङ्खचक्रासिधारिणम् ।
आबाहुपुरुषाकारं शङ्खचक्रासिधारिणम् ।
सहस्रशिरसं श्वेतं प्रणमामि पतञ्जलिम् ॥ ॐ

Oṁ vande gurūṇāṁ caraṇāravinde;
sandarśita svātma sukhāva bodhe
niḥ-śreyase jaṅgali-kāyamāne;
saṁsāra hālāhala mohaśāṁtyai
ābāhu puruṣākāraṁ;
śaṅkhacakrāsi dhāriṇam
sahasra śirasaṁ śvetaṁ;
praṇamāmi patañjalim Oṁ

Su significado aborda algunos de los conceptos más importantes del yoga, como es honrar a los maestros que han transmitido el conocimiento del yoga a lo largo del tiempo colocando el ego por debajo de la divinidad superior. La segunda parte del mantra honra a Patanjali (autor de *Los Yoga Sutras*) y le agradece su función de ser el guía que conduce más allá del laberinto del *samsara*, la existencia condicionada por el ciclo de muerte y renacimiento.

Para ser sincera, a veces no podía evitar mirar a algunos alumnos avanzados que hacían posturas aún imposibles para mí, pero no lo hacía desde la envidia sino porque me inspiraban. Los admiraba. Los veía fluir de una postura a otra, y aquella ligereza y el control de su cuerpo demostraban los años de práctica y de disciplina que llevaban a sus espaldas. Con la repetición diaria de la misma secuencia aprendí a conocer mis limitaciones físicas, a poner el esfuerzo justo y correcto en cada momento; el orden de las asanas se cumplía como las palabras de una canción que hubiera escuchado cientos de veces. Mi cuerpo se flexibilizaba, se tonificaba, se estiraba, se inclinaba y se retorcía, y a pesar de que la práctica siempre era la misma, no había dos días iguales porque cualquier circunstancia —el cansancio, el calor, el frío, la humedad, las preocupaciones, una cena pesada, los problemas, el trabajo...— podía influir en ella. A diario, en la esterilla, tenía la ocasión de observar el cambio en mi cuerpo, la quietud en la mente. Sentía cómo fluía la energía al controlar la respiración y conectar con mis emociones, ya fueran de alegría y satisfacción al lograr mejorar unas asanas o bien de frustración o rabia por no conseguirlo con otras. En definitiva, cultivaba la sabiduría del cuerpo para saber cuándo tensar o aflojar.

Este método de autopráctica en silencio se considera una meditación en movimiento que utiliza el sonido de la respiración como referencia para focalizarnos en el momento presente. Mantener la concentración mientras hacíamos posturas requería de una atención activa dirigida hacia dentro mientras todos los sentidos estaban conectados, un estado que no conseguía conservar todo el día, cierto, pero por lo menos siempre empezaba la jornada con esa sensación de armonía y energía positiva.

Gracias a esa práctica de yoga diaria entendí un concepto del que había oído hablar en Tulum y que me había ido resultando más interesante con el paso tiempo. No éramos solo un cuerpo físico y una mente, sino que teníamos cinco capas o envolturas llamadas «koshas», que van desde lo más exterior del ser hasta lo más profundo, lo que sería el estado de consciencia y claridad mental.

El primero es el cuerpo físico, *annamaya kosha* o envoltura del alimento, el más fácil de entender porque lo podemos tocar. Está hecho de materia e incluye la piel, los huesos, los músculos, los órganos y otros tejidos. El siguiente, la envoltura energética o *prana-*

maya kosha, desempeña un papel importante en las funciones vitales para mantenernos vivos, como la respiración, la digestión y la circulación. Es donde se mueve el *prana* o la energía sutil, un concepto básico en yoga que manejamos con el control de la respiración.

El tercero, *manomaya kosha* o el cuerpo mental y emocional, lo forman nuestros sentimientos, pensamientos, emociones, recuerdos e imaginación, y es el responsable de nuestras funciones cognitivas, como la memoria, la percepción y el razonamiento. Con él procesamos nuestras experiencias y emociones, pero no se limita al cerebro. Unos científicos demostraron que las emociones no solo se crean en esta área, sino que pasan por el resto del cuerpo, lo que quiere decir que, si sabemos observarlo y conectar con él, conseguiremos reconocer y gestionar mejor nuestras emociones.

Un equipo de investigadores finlandeses de la Universidad de Aalto creó en 2013 el primer mapa corporal de las emociones humanas y comprobó que cada emoción despierta reacciones en determinadas zonas del cuerpo sin distinción de edad y cultura. Dentro de la amplia lista de emociones estudiadas, las dos emociones que causan una reacción corporal más intensa y en todo el cuerpo son el amor y la alegría, y llama la atención también que el enfado y la ira se reflejan claramente en las manos, frecuentemente empleadas para expresar estas emociones negativas.

Vijnanamaya kosha, la envoltura de la sabiduría, es la capacidad intelectual de distinguir lo correcto de lo incorrecto y está relacionado con la toma de decisiones, el discernimiento. Es el responsable de nuestro desarrollo personal y llega a unos niveles más sutiles y profundos. Sin duda, la experiencia de vida, el reconocimiento de mis logros y errores, la práctica de yoga y meditación me ayudaban a crecer interiormente para trabajar la capacidad de distinguir lo «bueno» y lo «malo» para mí.

Anandamaya kosha, la envoltura de la felicidad llena de dicha, es la responsable de nuestra satisfacción y liberación espiritual (*sa-*

madhi). Es el *kosha* más difícil de alcanzar, el menos explorado. Con mi práctica no puedo decir que conectase siempre con todos los *kosha*, pero sí sentía algo especial; la autoobservación y el autoconocimiento me estaban llevando a un proceso de transformación espiritual profundo que pasaba por el cuerpo, la energía, la mente y la consciencia. Todo eso era nuevo para mí o, mejor dicho, ya habitaba en mi interior, solo que hasta entonces no había sido consciente de ello.

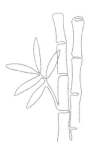

Cuando entré en la empresa, el grupo estaba creando varios proyectos tecnológicos relacionados con la banca y los productos financieros en línea y me pareció una gran oportunidad poder participar en esa etapa creativa y digitalizada en un sector tan tradicional. Sin embargo, esa cultura empresarial tan arraigada en el pasado no daba el paso al espíritu del *new tech* creativo, joven e informal, tan propio de Nueva York. Aquí no nos reuníamos para los *Pizza Mondays*: todos vestíamos con trajes de chaqueta, formábamos parte de una gran corporación que contaba con más de cien años de andadura sólida y rentable, cuya jerarquía y organización vertical pesaba mucho en la toma de decisiones.

No entendía las reglas de este mundo, aunque se parecían a las de la serie *Juego de Tronos*, con su cultura propia, las influencias, las relaciones internas, la tremenda importancia de saber crear una buena red de contactos para moverte bien y estar informado. No podía quejarme, tenía todo lo que *a priori* quería para ser feliz: una pareja, un buen trabajo, tiempo para ir a yoga, nuevos amigos, disfrutaba de buena salud y tenía una casa en una ciudad agradable. No obstante, después de unos años sentí que no encajaba en ese entorno. No había sabido crear la red de contactos que me hubiera permitido moverme dentro de la empresa, así que me limitaba a ejecutar lo que me decían mis jefes sin poder rebatir las instrucciones que venían de sus superiores. Al final me sentía completamente anónima en un ejército formado por miles de empleados, no veía que yo aportara nada especial ni que nadie se preocupara por mis conocimientos y aptitudes. En definitiva, me sentía poco valorada. Me di cuenta de que debía aprovechar mejor mis habilidades y aportar valor a mi trabajo, solo que no sabía cómo.

Una tarde acompañé a mi pareja a un encuentro de expatriados franceses en Barcelona. Pensé que podría ser una buena ocasión para conocer gente nueva y tejer una red de contactos profesionales. A las siete y veinticinco de la tarde llegamos a la Cámara de Comercio Francesa y, de inmediato, nos dirigimos a la sala de donde provenía el ruido. Habían abierto unas botellas de vino tinto francés de Borgoña y también habían servido quesos comté y brie, uvas y pan en una mesa grande central. Inmediatamente recordé los aperitivos que preparábamos con Laurent o Paul en Nueva York. La sala estaba repleta de gente y la mayoría eran hombres vestidos de traje, mayores que yo.

Al llegar una hora más tarde de la que indicaba la invitación, todas las miradas se volvieron hacia nosotros y no me gustó la sensación. Nunca había llegado a superar la incomodidad que me generaba llegar a un lugar lleno de desconocidos porque no sabía qué decir y tampoco me gustaba mirar a la gente a los ojos si no eran amigos o conocidos. Era una cuestión de inseguridad, de falta de confianza; me daba miedo hablar porque podía decir tonterías y no quería sentirme juzgada. En aquella ocasión en concreto, la circunstancia de ser más joven que la mayoría de los invitados acrecentaba mi sensación de inseguridad, y ese miedo me paralizaba a la hora de hablar; así, me quedé un buen rato sin interactuar con nadie, sola de pie.

Mi pareja, que conoce bien este aspecto de mi personalidad, cuando me vio apartada comiendo mi tercer trozo de queso (por tener algo en las manos), se acercó para presentarme a Vincent, al que acaba de conocer mientras comentaban la calidad del vino de Borgoña.

Vincent era francés, de Lyon, calculé que tendría unos cinco o siete años más que yo, y llevaba más de diez en España, aunque también viajaba continuamente a Francia por cuestiones laborales. Era *coach* profesional, trabajaba con altos ejecutivos en medianas y grandes empresas a los que ayudaba a desarrollar sus habilidades de *management* y la gestión de equipos. Aproveché para contarle mi mala experiencia con Amy en Nueva York, esa jefa joven y ambiciosa sin don de gentes ni ganas de tenerlo. Me explicó que conocía el tipo de perfil al que me refería, ya que había trabajado con algunas empresas que lo habían contratado para mejorar la gestión de equipos y el liderazgo, de manera que los ejecutivos consiguieran una comunicación más fluida, mayor confianza y compromiso con sus equipos y así poder optimizar los procesos internos. Vincent me habló de conceptos como el *team building*, habilidades de resolución de problemas, gestión emocional, empatía y comprensión, y me explicó cómo inspirar a los colaboradores mediante una comunicación efectiva y honesta y un liderazgo ético. Esta aproximación de la relación entre jefe y empleados me pareció muy interesante y humana.

A pesar de esa sugestiva conversación con Vincent, en el trabajo, el lugar donde pasaba ocho horas cada día, seguía estancada, atrapada en la misma rutina y, por consiguiente, también aburrida. Había perdido el interés y las ganas de descubrir y aportar mis conocimientos a cualquier proyecto porque solo podía ejecutar y no escuchaban mis ideas.

Seguía el ritmo del día a día en la oficina, sus horarios, sus proyectos, su estrés y sus logros, pero en el fondo no le veía sentido a lo que hacía; me parecía siempre lo mismo: llevar a cabo lo que me pedían mis superiores sin cuestionar nada, sin poder ver el resultado final en los clientes, cómo cambiaba o mejoraba la vida de otras personas y sin mejores perspectivas para mi futuro. Al elegir un trabajo estable en una «buena» empresa, había encontrado la seguridad en mi zona de confort y pensaba que estaba en el sitio correcto. Llevaba ya unos años con responsabilidades y proyectos parecidos, pero notaba que necesitaba motivarme con algo nuevo o cambiar de aires, solo que no sabía qué podía esperar, proponer o pedir. En un momento dado, me pregunté para qué servía hacer tanto yoga, conocer mejor mi cuerpo, conectar con mis emociones y pensamientos, estar más atenta, presente y abierta y dedicarme al desarrollo personal si no conocía mis cualidades profesionales y lo que yo podía aportar a una empresa. Hasta entonces nunca había reflexionado con profundidad sobre mi perfil como trabajadora. Así que llamé a Vincent y tomamos un café para comentarle mi situación y pedirle consejo. Aunque no estuviera en un punto para nada crítico ni grave porque podía seguir así durante más tiempo, sí empezaba a afectarme a nivel anímico: no tenía ilusión, había perdido de vista mi propósito de vida y no quería levantarme cada mañana sin tener una motivación para ir a trabajar. Estaba atrapada en una rutina cómoda y tal vez por eso me faltaba la distancia suficiente para analizar mi situación. Necesitaba la perspectiva de un experto externo y crítico.

Vincent aceptó ayudarme y me avisó de que tendría que dedicarle tiempo; era un trabajo de introspección que requería ahondar en mi memoria, analizarme bien para sacar conclusiones basadas en datos e información. No se trataba de nada teórico ni de una terapia, y el resultado podría sorprenderme. Me propuso seguir un calendario de seis sesiones privadas con herramientas que debía aplicar en casa durante tres meses. No sabía lo que íbamos a hacer y tenía miedo de lo que podía salir, ya que tendría que enfrentarme a un proceso de autocrítica con un resultado que podría no gustarme. A pesar de todos estos inconvenientes y de que suponía un esfuerzo económico y de tiempo, decidí seguir.

El primer ejercicio que tuve que hacer fue repasar todo mi historial académico, desde el bachillerato hasta mi paso por la universidad, incluido el cambio que hice de finanzas al negocio digital; también mis experiencias como becaria en París y los primeros trabajos en Nueva York hasta llegar a mi puesto actual para entender el hilo conductor de mis decisiones y por qué había elegido un trabajo u otro. Vincent estaba convencido de que no era fruto del azar ni de la suerte; a veces podían ser decisiones conscientes y otras, inconscientes; alguna, circunstancial, pero el conjunto de mi carrera tenía su propia lógica y solo la podríamos reconducir si la entendíamos bien. Repasar uno a uno cada hito profesional, cada cambio y cada paso que había dado durante los diez últimos años de mi vida fue como desnudarme para decir la verdad sin buscar excusas, para entender qué me había llevado a hacer todo aquello hasta llegar al presente. No fue un trabajo fácil: tuve que buscar en mis archivos, pero también necesité indagar en mi memoria acerca de temas que no había abierto en años, y fue también una buena ocasión para preguntarle a mi madre sobre aquello que no recordaba. Ella, por su parte, aceptó encantada pasarse horas al teléfono conmigo hablando de los viejos tiempos.

Nuestra memoria es selectiva, solo recordamos lo que de alguna manera es significativo para nosotros y, además, somos capaces de utilizar estrategias para olvidar recuerdos que no nos convienen, como es el caso de los momentos dolorosos o de ciertos traumas. Nuestro cerebro tiende a rechazar lo innecesario y a quedarse con lo que de verdad importa para protegernos. Pero no todo lo que nos duele se puede olvidar; a veces, lo seguimos recordando por alguna razón que desconocemos. Es el caso de lo que ocurrió el 11 de septiembre de 2001, cuando dos aviones terroristas se estrellaron contra las Torres Gemelas de Nueva York. Seguro que todos nos acordamos de dónde estábamos y qué hacíamos exactamente cuando nos enteramos y vimos las terribles imágenes en la televisión. Por aquel entonces apenas me había instalado en Barcelona, no había tenido ni tiempo de abrir las cajas, pero ese trágico suceso me hizo pensar que yo hubiera podido ser una de las personas fallecidas, pues todos los días pasaba por delante del World Trade Center para ir a trabajar a un rascacielos cercano.

No me acordaba de muchas cosas de mi juventud en París: los nombres de profesores, las asignaturas que estudié, las fórmulas matemáticas, que habían sido tan importantes en el bachillerato... En cambio, sí recordaba con total nitidez los momentos felices que había pasado con mi abuela cuando tendría apenas cuatro o cinco años, cuando me enseñaba la caja donde guardaba la bisutería y me contaba en qué ocasión le había regalado mi abuelo algo o cuándo se ponía cada joya, como el collar de jade que mi madre me dio cuando vino a visitarme en Nueva York. Entonces no me di cuenta de que esa caja era todo lo que le quedaba de su vida en Vietnam; es cierto que no eran joyas muy caras, pero sí tenían un valor sentimental incalculable porque una parte de su memoria estaba guardada allí.

Según la neurociencia, las neuronas se intercomunican entre ellas para construir la memoria, de manera que los hechos que vamos a recordar se trasladan al cerebro mediante las conexiones neuronales, y estas crean a su vez una red de circuitos conectados que la codifican. La memoria a corto plazo dura solo unos pocos segundos y su capacidad es limitada, mientras que la de la memoria a largo plazo es ilimitada porque podemos seguir aprendiendo a lo largo de toda la vida. La información captada y codificada se almacena, y lo que hace el recuerdo es recuperarla e identificarla, solo que algunos datos pueden perderse por el camino porque no se han almacenado bien.

Santiago Ramón y Cajal (1852-1934), premio Nobel de Medicina en 1906, fue el primero en afirmar que las conexiones neuronales se caracterizaban por tener una plasticidad tremenda, que es justo lo que nos permite aprender y memorizar. Esta plasticidad neuronal (o cerebral) es la capacidad que tiene el sistema nervioso para modificar su estado, creando estructuras y conexiones neuronales nuevas en función de las condiciones del medio. En definitiva, los seres humanos somos capaces de aprender y memorizar para adaptarnos a los cambios de nuestro entorno, modificando la estructura del cerebro y de las conexiones neuronales. Por ejemplo, mi abuela, cada vez que abría la caja con sus joyas, visualizaba y recordaba momentos vividos en su país que no quería olvidar.

La consolidación de la memoria a largo plazo se produce en una estructura cerebral llamada «hipocampo» y se desarrolla durante la fase de sueño profundo, por lo que resulta fundamental descansar las horas necesarias para consolidar, entre otras cosas, nuestra memoria episódica, esa que tiene que ver con lo que nos ocurre en el día a día. Este proceso no solo conlleva recuperar la información de la que ya disponemos en nuestro cerebro, sino también asimilar e integrar los datos nuevos.

Así que rescatar y revisar una buena parte de mi vida me costó semanas. Al volver atrás en el tiempo, veía que la cronología no era exacta, que los recuerdos se me confundían unos con otros, que me faltaban datos, detalles y fechas. Finalmente, cuando conseguí reunir este recorrido con las explicaciones de por qué había tomado cada decisión, lo vi todo desde una nueva perspectiva, con diez años más de experiencia y sabiduría, y en otro contexto, con nuevos ojos. Pero Vincent necesitaba más información; no le bastaba con el pasado, necesitaba también conocer mi presente, y a mí todavía me faltaba la perspectiva necesaria para ver la situación en la que me encontraba en aquel momento. Deseaba cambiar y apostar por algo mejor, pero no era capaz de definir qué quería. Así que Vincent me pidió completar varios formularios y test de personalidad. En uno de ellos involucró a mis compañeros de trabajo: mi jefe directo, los proveedores y clientes, que tenían que completar un documento sobre mis capacidades y atributos en el entorno profesional. Fue otro momento difícil, pues esta vez me exponía a las críticas y opiniones de personas que no eran amigos ni familiares, sino que darían su visión de una Xuan Lan a la que yo percibía como introvertida, discreta, trabajadora y con falta de confianza en sí misma.

El resultado fue muy sorprendente. La primera cualidad era obvia, me veían como alguien detallista que trabaja duro para hacer las tareas perfectas, un rol de finalizador; pero la segunda habilidad que destacó en la encuesta, la creatividad y la innovación, nunca la hubiera imaginado. Por lo que respecta a los roles que menos me definían, salieron los de coordinación y de cohesión, propios de las personas extrovertidas y con dones de comunicación. Estaba claro que ese no era mi caso; nunca supe fomentar la colaboración y la motivación en equipo porque estaba demasiado enfocada en mejorar mis propias responsabilidades y evitar el conflicto directo con mis compañeros. Entonces descubrí que ese aspecto de mi personalidad frenaba mi carrera y las posibles interacciones dentro de la empresa, así que, si quería evolucionar, debía esforzarme por tejer una buena red de apoyos y recomendaciones dentro y fuera de la empresa. Vincent me explicó que no se trataba de ir en contra de mi naturaleza, sino que podía adaptarme y hacer un cambio voluntario y consciente para mejorar o superar mis limitaciones o aquellas barreras externas que no me permitían crecer. Esta idea me hizo pensar en la imagen de los templos del sitio arqueológico Angkor Wat en Camboya, donde las raíces de los enormes árboles encontraron su camino entre los huecos que dejaban las piedras para crecer a través de las ruinas.

Nunca me había considerado una persona creativa, así que ese descubrimiento me descolocó. Sin embargo, como había aparecido en la mayoría de las respuestas de mis compañeros, me dije que debía de ser cierto. Tenía tantas dudas al respecto que llamé a mi madre para comentarle el resultado de la encuesta y, de paso, le pregunté si me veía como una persona creativa. Me llevé otra sorpresa al escuchar su respuesta afirmativa, porque según ella sí lo era, no tanto a nivel de mi imaginario visual y artístico, sino sobre todo a la hora de buscar soluciones, opciones, crear proyectos y tener ideas todo el tiempo. *Maman* me recordó las tardes que pasaba dibujando de pequeña en el restaurante de mis abuelos para matar el tiempo. Me contó que, como era muy observadora, me gustaba reproducir objetos y personas; también disfrutaba haciendo esculturas o construcciones con Lego, que completaba con los palillos, el bol y las servilletas de las mesas, y creando siempre algo nuevo con las mismas piezas.

Vivimos toda la vida con un mismo cuerpo y una misma mente y por eso pensamos que los conocemos, pero la consciencia y el control de estos se puede trabajar y, en este sentido, el yoga, la meditación y la plena consciencia me ayudaban mucho. Ahora también descubría nuevos aspectos sobre mí gracias al *coaching*.

Me extrañó que mi entorno intuyera en mí una creatividad de la que yo no era consciente. Eso significaba que seguramente también tenía otras habilidades que aún estaban por descubrir y florecer. Sin obsesionarme, comencé a observar con ojo crítico pero amable mi actitud, mi manera de pensar, de trabajar y de hacer las cosas; quería conocerme mejor y pasar más tiempo conmigo misma, como lo hubiera hecho con una amiga que empezara a conocer.

Ese trabajo íntimo y personal que estaba realizando por motivos profesionales ya lo desarrollaba a nivel interior, mental y emocional con el yoga. Como decía la profesora Nancy Gilgoff, lo importante era empezar por nosotros mismos, conocernos y cuidarnos para aportar y cuidar a los demás. El autoconocimiento, la aceptación de lo que yo era y la voluntad de crecer y cambiar formaban parte de la primera etapa, aunque todavía quedaba por definir el objetivo deseado, la motivación, la dirección y la estrategia para llegar a esa meta. Para sentirme completa me faltaba tener un proyecto laboral que incluyera un propósito de vida que me motivase; lo que hacía era interesante, pero no me llenaba. No me levantaba por las mañanas con ganas de ir a trabajar, para crear, construir, aportar o ayudar a los demás. El propósito que me había planteado en la India se había esfumado con la llegada de la rutina y la necesidad de ganarme la vida con un trabajo estable.

En una de las sesiones, Vincent resaltó un tema importante que había salido en varias ocasiones durante nuestras conversaciones:

mi pasión por el yoga, la práctica diaria y que dedicase mis vacaciones a acudir a retiros. Me preguntó si querría dedicarme profesionalmente a esa disciplina y mi respuesta espontánea fue negativa. Mi educación me había inculcado una serie de reglas en las que el yoga o cualquier tipo de ocupación que se le pareciera no encajaban; estaba claro que aún no me había desprogramado de todo lo aprendido en mi infancia. Pero Vincent, sin saberlo, ya había plantado una semilla.

El *coaching* despejó mis ideas preconcebidas y prejuicios sobre mi personalidad y me abrió la mente sobre nuevas posibilidades laborales. Tenía que ponerme manos a la obra para enfrentarme al proceso de búsqueda y de cambio de trabajo, a las entrevistas, a las presentaciones en público y a tener más confianza en lo que quería ser.

En paralelo, mi interés por el yoga fue creciendo, y comencé a sentir que ya no me bastaba solo con la práctica de la mañana. Unas vacaciones las pasé en un retiro de yoga en Apulia, en el sur de Italia, una zona del mar Adriático muy bonita, llena de sol, mar, cultura y yoga. Las clases las impartía John Scott, el profesor que conocí en Tulum y al que consideraba mi maestro y referente. Ese formato de vacaciones me parecía ideal: podía practicar yoga cada día, pasar unas vacaciones saludables en una casa de campo en plena naturaleza (y, sobre todo, lejos de la ciudad), comer rico sin tener que cocinar, hacer turismo y compartir mi pasión con otras personas. Durante una semana hacíamos nuestra autopráctica de Ashtanga Vinyasa en silencio, lo que nos daba la oportunidad de profundizar en ella, descubrir nuevas posturas y experimentar nuevas sensaciones con la ayuda de John.

En yoga, la conexión y la confianza con el profesor es clave. Conocía el buen hacer del mío, ya que había practicado con él varias veces; me gustaba su tono de voz, entendía sus explicaciones técnicas y su discurso filosófico, sus correcciones físicas eran precisas sin ser demasiado intensas, no tenía miedo y me sentía segura cuando probaba asanas nuevas que me parecían un reto. John conseguía sacar lo mejor de cada uno postura tras postura. Se notaba que su propósito era ayudarnos a mejorar, a ahondar, y que cada uno de nosotros llevásemos esa sabiduría del cuerpo de vuelta a casa para seguir con nuestra práctica diaria.

Después de un *brunch* contundente que preparaba un chef italiano, disponíamos de mucho tiempo libre para relajarnos en la piscina, ir a la playa o visitar lugares emblemáticos de la zona como Alberobello (el pueblo de casas cónicas llamadas «trullos»), el casco antiguo amurallado de Ostuni o el pueblo costero de Monopoli, lugares preciosos y cargados de historia.

Las tardes se centraban en la filosofía, en cantar mantras y responder a dudas y preguntas acerca del yoga y de la práctica; también era el momento de compartir nuestras experiencias y sensaciones. En Barcelona, mi práctica en silencio carecía de ese apoyo teórico, del contexto cultural y de esa enseñanza filosófica que me parecían tan interesantes y que quería conocer. John nos comentó entonces que organizaba un curso de formación de profesores en Gran Bretaña. La idea me resultó muy atractiva y lo pensé en serio. Miré mi calendario de vacaciones del derecho y del revés, pero no veía la forma de encajar tres semanas más ese año; ya le había prometido a mi familia que pasaría las fiestas con ellos en Francia y me quedaban pocos días libres. No podía llegar a todo, tenía que elegir y me acordé de que en Nueva York había priorizado el ocio a la familia y después me había arrepentido por no haber ido a visitar a mi abuela. No quería volver a cometer el mismo error, porque solo tenía una familia.

Sin embargo, la idea de seguir formándome se quedó grabada en mi lista de deseos, de manera que busqué otras opciones, aunque la mayoría de las ofertas eran cursos intensivos de un mes en la India, Bali o Costa Rica. Al final, encontré un curso de Vinyasa yoga de diez meses de duración repartido en diez fines de semana de octubre a junio en un estudio de Barcelona. Era un periodo largo, pero tampoco tenía tanta prisa. Al caer siempre en fin de semana, no tendría que pedir más días de vacaciones y me daría tiempo a estudiar entre una clase y la siguiente. Solo unos pocos de los treinta participantes (éramos veintiocho mujeres y dos hombres, uno de ellos mi pareja, que quería compartir conmigo esa experiencia) en el curso querían ser profesores; los demás, como yo, trabajábamos en empresas de distintos ámbitos. Aunque los perfiles eran muy variados, todos queríamos profundizar en nuestros conocimientos de yoga.

Los libros en español que nos dieron como lectura fueron todo un reto. En francés me hubiera costado también porque los aforismos traducidos del sánscrito son interpretaciones de términos cuyo valor espiritual es profundo e inabarcable y se enmarcan dentro del contexto cultural de la India y de la antigua civilización hindú, con lo que carecen de equivalentes en nuestros idiomas. Por eso, muchos maestros de yoga y filósofos internacionales escribieron en sus manuales sus propios comentarios e interpretaciones acerca de los textos sagrados del yoga B. K. S. Iyengar, quien, en su libro *Luz sobre los Yoga Sutras de Patanjali*, comenta cada uno de los 196 sutras. Las explicaciones del maestro indio fueron para mí una fuente importante de información para comprender esa obra. Me inspiró particularmente el comentario y explicación del sutra 24 del capítulo 3:

III.24 maitryadisu balani.

Perfeccionando la cordialidad/amabilidad (*maitri*) y otras virtudes hacia todos (*adisu* significa «etc.») se obtiene fuerza moral y emocional (*balani*).

Las «otras virtudes» son las mencionadas en el sutra I.33 del primer capítulo, la compasión o benevolencia (*karuna*), la ecuanimidad (*upeksha*) y la alegría (*mudita*). El yogui con una mente limpia de debilidades o vicios, que cultiva estas cualidades de la inteligencia del corazón o la inteligencia emocional, desarrolla una cordialidad que lleva a la felicidad de todos.

Me inspiró mucho comprender que este sutra no estaba solo enfocado al desarrollo personal del yogui, sino a un objetivo más amplio: la felicidad de todos.

Con lo que ya había aprendido de los ocho pasos del Ashtanga yoga, sabía que el yoga no era solo la práctica física, sino también la suma de los ocho pilares para llegar a *samadhi*, el estado del despertar, de iluminación. Pero era importante empezar por el principio y esta definición lo dejaba claro: el yoga era un estado de quietud y de paz interior. Por mucho que fuera a clase cada día y estudiase los textos, dentro de mí albergaba una mezcla entre aquello que quería entender (y, por tanto, seguir con mi patrón de pensamiento racional) y mi lado espiritual recién despertado, que buscaba respuestas más profundas y sutiles.

La parte del curso que más me interesaba estudiar me resultó al final la más difícil, porque en ella aprendimos los conceptos abstractos y culturales del yoga milenario, muy distintos de todo lo que conocía. No había crecido bajo los preceptos de ninguna religión; solo practicaba el culto a los antepasados, un ritual vietnamita más bien familiar. Nunca me habían interesado las clases de filosofía del colegio y mi mente analítica estaba muy alejada de ese tipo de aprendizajes. Mis abuelos habían transmitido las enseñanzas budistas a mis padres, que las practicaban de manera formal, pero a mí jamás me había atraído lo espiritual hasta que descubrí la meditación y toda la profundidad que había detrás de las posturas de yoga.

Me supuso un gran esfuerzo salir de esa lógica científica y terrenal y adentrarme en conceptos abstractos como *atman* (el ser, la esencia del individuo) o Brahman (Dios de la creación del universo) y *samadhi* (la iluminación), pero me consolaba pensando que tampoco necesitaba entenderlo todo en ese momento.

Unos años más tarde, volví a Nueva York para hacer una formación de yoga con el maestro Dharma Mittra. Releí y volví a estudiar los mismos textos con nuevos comentarios, esta vez en inglés, y lo que apenas había entendido antes me pareció entonces más claro, tal vez no evidente, pero sí comprensible. Había integrado los conceptos, experimentado la práctica espiritual del yoga y estudiado varios libros con comentarios añadidos. Mi memoria había almacenado información, la había recuperado, interpretado y trabajado de nuevo, enriqueciendo el contenido, retroalimentándose con nuevos datos que consideraba interesantes y relevantes para traspasarla a la memoria a largo plazo. Es en estos momentos de revisión cuando nos replanteamos, nos cuestionamos, nos reafirmamos, nos renovamos sobre lo que ya sabemos para enriquecer nuestra memoria, en definitiva, nuestra propia sabiduría.

Para aprobar el curso de diez meses tenía que estudiar, hacer deberes, practicar en casa y aprobar todas las asignaturas. Del grupo me hice amiga de Rina, una chica del norte de Europa que hablaba cuatro idiomas y que también sentía que su trabajo en una empresa de moda no la llenaba. Quería darle un giro a su vida profesional y dedicarse al yoga, pero no sabía cómo dar el paso porque en aquella época la práctica no gozaba de gran popularidad y era aún desconocida para el gran público. Ser profesor de yoga se consideraba una profesión a caballo entre el deporte, las terapias alternativas y la espiritualidad. Ni siquiera la propia Administración sabía cómo catalogarla.

Nos juntábamos con Rina para hacer deberes, practicar los ajustes en las asanas, tomar *matcha latte* o probar posturas nuevas hablando en una mezcla de inglés, francés y español para facilitar la comunicación. Disfrutaba al tener una compañera de yoga con quien hablar el mismo lenguaje, ya que a mis amigos no les interesaba demasiado el tema. Aun entonces, a pesar de la atención creciente que iba despertando esta disciplina en los medios de comunicación, mucha gente pensaba que se trataba de una secta, una religión o una gimnasia aburrida para personas estresadas, y lo cierto es que poca gente en España lo había probado. Los primeros gurús indios y los primeros centros de yoga en Norteamérica en la primera mitad del siglo XX, el New Age y los festivales de Woodstock en los años sesenta, los hippies contra la guerra de Vietnam en los setenta o la primera visita del Dalái Lama en 1979 a Estados Unidos fueron algunos de los hitos que abrieron el camino para dar a conocer la espiritualidad oriental en Occidente. La concepción actual del yoga, entendido como la mezcla entre una práctica espiritual y tener un cuerpo tonificado vestido con ropa deportiva colorida, nace de la influencia de la cultura estadounidense del deporte y de su apertura de mente a la hora de probar nuevas disciplinas.

Durante los últimos meses del curso, una de las asignaturas consistía en dar clases gratuitas a amigos o a familiares para practicar lo aprendido. Como no tenía familia en Barcelona, se me ocurrió proponérselo a mis compañeros de trabajo. Sabían que era mi gran pasión, y como hablaba mucho de mis vacaciones en los retiros de yoga, algunos habían mostrado cierta curiosidad por probar. Conseguí reunir a un grupo de cinco alumnos, todos compañeros de distintos departamentos. Como no disponíamos de salas diáfanas en nuestras oficinas, encontramos un gimnasio de barrio cercano que nos alquilaba una sala por horas. El acuerdo era el siguiente: yo daba la clase gratis y mis compañeros pagaban entre todos el alquiler: un *win-win* perfecto.

Para cualquier persona que se esté formando, dar una clase de yoga es todo un reto. Por eso preparaba cada una de ellas con mucho esmero, llevaba una libreta con mis notas, ensayaba las instrucciones y los nombres de las posturas, elegía cada canción para crear una lista de música acorde con la secuencia —música animada para los saludos al sol, suave para la meditación, y tranquila y melódica para el momento de la relajación final—. Lo tenía todo muy orquestado en mi mente. No quería fallarles porque confiaban en mí, y ese ejercicio era también una manera de trabajar mi miedo a hablar en público, aunque este se redujera a cinco mentes con expectativas y diez ojos que me miraban fijamente.

Nunca olvidaré mi primera clase. Llegué con antelación al gimnasio para organizar la sala y no paraba de sudar por los nervios. Le comenté al responsable del gimnasio que no podía comprometerme con el alquiler de todo el mes, no porque no quisiera, sino porque no sabía si a mis nuevos y recién estrenados alumnos les iba a gustar la experiencia ni si querrían repetir, lo que me generaba más presión todavía.

En casa, mientras preparaba la clase en mi libreta, me imaginaba ofreciendo una experiencia especial en un ambiente cálido y zen como el de los estudios de yoga, pero al entrar en la sala me di cuenta de que no había esterillas de yoga, sino colchonetas demasiado cortas para hacer ciertos estiramientos, que la luz blanca de los focos caía directa y no se podía modular, que había accesorios de *fitness* y pelotas azules de pilates alrededor, que se oía un poco la música de la sala de máquinas que había al lado y que la pared de cristal daba a la calle, con lo que podíamos ver a los transeúntes pasar y ellos también a nosotros.

Cuando empecé la sesión, no conseguí zafarme de la frustración que sentía por no poder ofrecer aquello que me había imaginado; estaba estresada, y durante los primeros minutos todas mis ideas se agolparon, solo podía ver los focos del techo y a la gente por la ventana. Me costaba acabar las frases sin equivocarme y, como no quería olvidarme de nada, balbuceé, desafiné y se me quedó corto el canto del Om porque me quedé sin aliento. Esos tres minutos iniciales me parecieron quince minutos horrorosos.

Había cosas que se escapaban claramente a mi control y tenía que aceptarlo, buscar alternativas y seguir adelante. No podía fallar a mis alumnos. Para evitar que se distrajeran o se sintieran observados, los coloqué de espaldas a la ventana, puse la *playlist* de mantras para mitigar la música de fondo y vaporicé el ambiente con aceites esenciales, en concreto una mezcla de citronela y pachuli para ayudarlos a despertar el sentido del olfato y a equilibrar los sentidos. Invité a mis alumnos a practicar un ejercicio de respiración consciente, simplemente contando las respiraciones de uno a cinco. Yo también lo hice para calmarme. Recurrí a mis notas una vez más y, a partir de ese instante, todo empezó a fluir: mi energía, mi voz, mis instrucciones, el ritmo de la clase... Había soltado el control, la búsqueda de la perfección imposible y di lo mejor de mí. Al final de la sesión, para evitar que la luz del techo los molestara durante la relajación final, les puse a cada uno una toalla enrollada sobre los ojos para que descansaran los párpados y la mirada.

La capacidad que tuve de improvisación me hizo darme cuenta de que lo que llamaban mi «creatividad» era, en realidad, una habilidad de adaptación que se traducía en ideas y acciones para encontrar soluciones, alternativas, propuestas prácticas novedosas. No se trataba de algo artístico o visual. La experiencia también me sirvió para comprobar que se podía aprender de uno mismo en cualquier evento, contexto y situación, y me comprometí a desarrollar más este aspecto de mi personalidad.

Durante la clase me olvidé de algunas posturas que había apuntado en la libreta y me fijé que, en directo, las instrucciones no fluían tanto como había previsto; no podía sincronizar al milímetro la práctica con la música y acabé la meditación de manera un poco precipitada cuando de repente empezó a sonar una melodía animada de las que había incluido en la lista de reproducción. Me había pasado de los cuatro minutos que duraba la pista de la relajación. También me equivoqué algunas veces con la derecha y la izquierda, pero mis compañeros fueron muy comprensivos; sabían que estaba estudiando y no percibí ningún juicio en sus miradas. Para mi gran sorpresa, les encantó la sesión y, de hecho, todos querían repetir la siguiente semana. Es más, se comprometieron a venir a cuatro clases, con lo que pude gestionar el alquiler de la sala con el gimnasio.

Dos de mis alumnos no habían hecho yoga en su vida y sentían curiosidad por el aspecto holístico de la disciplina, la tercera sí lo había probado antes y quería volver a una práctica semanal mientras que, en el caso del único compañero hombre, tenía dolores de espalda y estaba encantado con hacer los estiramientos juntos en clase en lugar de hacerlos solo en su casa. La última persona decidió no repetir porque consideraba que era muy poco flexible y le había costado mucho realizar las asanas. Le comenté que la flexibilidad se perdía con el estilo de vida sedentario que tenemos en Occidente, que por este motivo se tenía que trabajar y que el yoga lo ayudaría a mejorarla; intenté convencerla para que volviese la semana siguiente y que notase la diferencia, pero no quiso, de manera que me quedé con los demás.

La semana siguiente llevé cinco esterillas de yoga que tenía en casa y las dejamos en la oficina para usarlas en clase. Me tranquilicé al recordar que años atrás había hecho yoga en gimnasios ruidosos y en lugares mucho más sucios o extraños en la India; no se podía practicar solo en estudios bonitos de diseño o *lofts* de Nueva York. El yoga es una herramienta para el día a día, para aprender a llevar la atención hacia dentro, buscar la quietud en el caos, el equilibrio en la inestabilidad y la armonía en un mundo en constante cambio y, como decía el profesor de yoga Rodney Yee, «para hacer yoga solo necesitas tu cuerpo y tu mente».

Quedaba poco para acabar la formación y, a esas alturas, cada uno de nosotros ya sabía si quería o no dedicarse a enseñar yoga. Algunos tenían claro que no querían convertirse en profesores porque no deseaban asumir esa responsabilidad; pocos querían seguir ese camino y otros, entre los que me incluía yo, dudaban, ya que lo veían más como una actividad complementaria o una afición espiritual. Sin embargo, no podía negar que los dos meses que llevaba dando clases a mis compañeros de trabajo me habían despertado el gusanillo. Por primera vez disfrutaba trabajando desde el corazón y no desde el intelecto, ya que era un trabajo por el que, aunque no percibía ningún sueldo, me sentía muy agradecida. Con solo ver la cara de serenidad de mis alumnos después de la relajación me sentía completamente satisfecha, sus comentarios positivos sobre mis clases eran un bálsamo para el alma; por fin hacía algo que ayudaba a los demás. Solo eran cuatro personas, pero ya eran muchas para mí.

El día de la prueba final de la formación, estábamos todos sentados en el suelo. Las instructoras del curso empezaron con una meditación guiada para calmar el estrés del examen y luego una charla sobre el poder de la intención en yoga, *sankalpa* en sánscrito, que significa «la voluntad de hacer», como un voto o una promesa solemne que se hace uno mismo, en este caso de hacer el examen lo mejor que pudiéramos, sin juzgarnos por el resultado. A continuación, nos repartieron las hojas del cuestionario sobre la parte teórica y filosófica. Había estudiado, pero los nombres en sánscrito y los nombres de los dioses de la mitología hindú bailaban confusos en mi memoria. No se trataba de un examen estricto, sino de una prueba para revisar los conceptos importantes.

Todos los que nos presentamos aprobamos y celebramos el final del curso con una gran comida vegetariana. Sentados en círculo en la gran sala donde habíamos dado las clases, las formadoras nos invitaron a compartir nuestras impresiones y proyectos futuros sobre el yoga. Rina quería enseñarlo y seguir formándose, tenía las ideas claras; yo le tenía envidia sana porque tenía un objetivo definido, pero lo cierto es que se lo merecía. Rina tenía una personalidad equilibrada, iluminada por sus cualidades interpersonales, su dominio de los idiomas, su práctica física fluida y elegante, y su sentido del humor. Yo estaba convencida de que lo conseguiría y de que sería una buena profesora, porque, desde luego, disponía de todos los ingredientes para cumplir su sueño; solo le faltaba concretar cómo. Otros compañeros dudaban, como yo; nos gustaba la idea, pero dejar un trabajo estable requería mucha valentía y un poco de romanticismo. Yo pensaba que no estaba lista para convertirme en trabajadora autónoma, aunque ahora veo que en realidad era porque lo que mis padres me habían inculcado todavía me pesaba, sobre todo en lo que respectaba al ámbito profesional.

Ningún niño sueña con ser instructor de yoga. Las posturas imposibles inspiran a algunos a ser contorsionistas o gimnastas, pero a ningún niño le interesa permanecer quieto mucho tiempo para meditar. Prefieren imaginar que son médicos que salvan vidas, abogados que protegen a los más desfavorecidos o pilotos de avión que viajan por el mundo, aunque también es verdad que ninguna profesión es divertida o excitante al cien por cien y por eso se llama «trabajo» y no «ocio». Al final es un medio para disfrutar de la vida: trabajamos para vivir (mejor) y no vivimos para trabajar.

Ser profesor de yoga tiene sus inconvenientes y aspectos menos atractivos, como limpiar la sala y el material o tocar un cuerpo sudado. No es el trabajo perfecto para todo el mundo, pero es una profesión que se elige con pasión, ganas y vocación; las partes menos agradables se vuelven más ligeras y pierden importancia cuando te fijas en la belleza de la esencia y del propósito.

Es importante diferenciar el perfil del profesor de historia del de yoga: mientras que el primero no necesita haber vivido los hechos para conocer y transmitir bien la materia, el segundo debe pasar siempre por la experiencia personal en su propio cuerpo para después, de forma progresiva, dirigirse a la mente hasta llegar al corazón.

Ser profesor de yoga y de meditación es un deseo que nace de la práctica, crece y se realiza solo cuando uno lo siente en su cuerpo y lo visualiza en su mente. Cuando uno es consciente de lo que supone ser un guía espiritual, deja de lado el ego para sustituirlo por la benevolencia.

Esto me hace pensar en la historia de Pema Chödrön, una de los monjas del budismo tibetano más influyentes y respetadas en Occidente. Pema fue una de las primeras mujeres estadounidenses en ordenarse monja de esta tradición. Después de su segundo divorcio, dedicó tiempo a estudiar y practicar con Trungpa Rinpoche, un maestro budista que huyó del Tíbet. Se convirtió en monja en 1974 y recibió el nombre de Pema Chödrön, que significa «antorcha de loto del dharma». Viajó para seguir aprendiendo de distintos maestros, incluido el Dalái Lama. Luego regresó a Estados Unidos como monja, retomó su papel de maestra y líder de retiros y escribió varios libros, como *Cuando todo se derrumba* que me leí en Nueva York, en los cuales, basándose en su propia experiencia y en las enseñanzas de sus maestros, comparte sus ideas sobre cómo afrontar los desafíos, las emociones, las relaciones y la incertidumbre con valentía, amabilidad y humor.

Después de obtener la certificación del curso, seguí dándoles clase a mis compañeros de la oficina durante unos meses. Me gustaba desarrollar mi nuevo talento y sentía que valía la pena esforzarse, aunque aún no sabía para qué. También empecé a ofrecer clases particulares a una pareja de amigos en su casa después de salir del trabajo. Esos días, en mi jornada, que empezaba a las siete de la mañana con mi sesión de Ashtanga yoga y acababa a las nueve de la noche, apenas me quedaba tiempo para tener vida social, y los fines de semana estaba cansada, pero también contenta. Dar estas clases de yoga iluminaba mi propósito y compensaba lo que no me llenaba de mi trabajo. Al menos no tenía una jefa irascible y el entorno corporativo era cómodo, pero vivía en un equilibrio interior inestable, aceptaba la rutina y la desmotivación en mi trabajo gracias a mi actividad de yoga paralela, o quizá lo que ocurría es que estaba perdiendo interés por mi ocupación porque la enseñanza me proporcionaba más satisfacción y alegría. Fuera por la razón que fuese, no podría mantener aquella situación por mucho tiempo.

Gracias al trabajo que había hecho con Vincent, actualicé el currículum, analicé qué puestos podían encajar con mi perfil y lo que me gustaba, empecé a buscar otras opciones —desde cambios internos a contactar con otras empresas—, pero en el fondo, algo seguía sin encajar. Tenía claro que no podía (o no quería) crecer como profesional donde estaba, aunque no me era fácil dejar un puesto fijo con un sueldo y buenas condiciones económicas. Tal vez me encontraba en el final de un ciclo. Sin yo saberlo, la semilla que Vincent había plantado ya empezaba a dar sus frutos.

La Xuan Lan de aquel entonces poco tenía que ver con la joven de Nueva York a la que le faltaba confianza en sí misma; había crecido como persona, como profesional, como mujer, tenía que hacer algo por sí misma y no permitir que otros decidieran su futuro. En este caso, florecer no dependía de la naturaleza, sino de mi propia voluntad.

Después de varias semanas de reflexión, la pregunta de Vincent seguía latente en algún rincón de mi mente: si quería y podría vivir de las clases de yoga. Querer, quería, pero poder..., no lo tenía claro. Había pocos centros de yoga profesionales en Barcelona y la mayoría se encontraban en pisos privados. Los pocos que conocía eran pequeños y tampoco contaban con muchos alumnos porque todavía no era una disciplina muy conocida. En esa época ser profesor de yoga era un trabajo precario, muchas veces mal remunerado (el precio que se pagaba por hora era muy bajo) y, por si fuera poco, no pertenecía a ningún sector de actividad asignado por la Administración española. No sabía si sería capaz de empezar desde cero, pero no lo sabría nunca si no lo intentaba.

Mi marido era emprendedor, una persona más impulsiva que yo, cuyo pequeño negocio de alojamiento para estudiantes, aunque tenía pocos años, funcionaba bien, y se iba consolidando con la llegada de más alumnos extranjeros a Barcelona. Le había visto crear su empresa, así que sabía que tener mi propio proyecto podría ser una fuente de estrés importante con sus retos y dificultades, pero también había sido testigo de su tenacidad, sus éxitos y la inmensa satisfacción que sentía al lograr sus objetivos y ver cómo se materializaba su visión de negocio. En este sentido, estar a su lado fue muy inspirador para mí. Él sabía que la asunción de riesgos y la incertidumbre no eran nada naturales para una persona tan racional y terrenal como yo. Sin duda, lo que me ayudó a tomar la decisión de dejar mi empleo y lanzarme a una nueva aventura fue su apoyo incondicional, saber que él estaría a mi lado para ayudarme en lo que necesitara. Al final, también se trataba de una decisión de pareja, ya que el hogar perdería ese sueldo fijo que me daba cierta estabilidad económica y tranquilidad, pero no alegría ni ilusión. El problema, visto ahora con perspectiva, era que lo quería todo: disfrutar cada día con el yoga, vivir mejor, hacer lo que me daba la gana, tener más libertad, dar las clases que me apetecieran en salas bonitas, hacer felices a mis alumnos... Sin embargo, la realidad, cuando llegaba, nunca era tan ideal; debía ser realista y esperar un camino bonito, sí, pero lleno de obstáculos y altibajos.

Aun así, lo cierto es que por primera vez no notaba tanto miedo. Me sentía más fuerte, más segura de mí misma y, aunque el nuevo camino no iba a ser fácil, quería intentarlo. Mi pareja me apoyó incondicionalmente y los dos decidimos que nos apretaríamos el cinturón durante un tiempo. Así que después de haber estado nueve años trabajando en esa empresa, le anuncié mi dimisión a mi jefe. Mis compañeros se quedaron muy sorprendidos; poca gente se había ido de allí sin pedir una indemnización y no entendían cómo podía dejar un empleo indefinido para aventurarme con un trabajo precario, sin ayuda y empezando desde cero. Mi decisión fue firme: no tenía intención de volver. Era como saltar al vacío, pero con la confianza de que pronto encontraría un lugar en el que me sintiera más yo misma.

Había intentado cumplir con los planes y la vida que mi familia había proyectado para mí: la de una ejecutiva de banca. Pero la elección del camino del yoga procedía de un lugar más profundo: de mí. Ya no estaba enraizada en ese deseo familiar de que tuviera una vida tranquila y alejada de las penurias, me había descargado del peso de la historia familiar y las consecuencias de la guerra de Vietnam. Era yo la que estaba decidiendo. Solo entonces fui consciente de ello.

Sin yo saberlo, aquella decisión seguía una de las enseñanzas de Confucio, en concreto cuando habla de la ambición con sus discípulos. El filósofo no recomendaba necesariamente la ambición más elevada (no pretendía salvar al mundo). Para él lo más importante era que fuéramos firmes con nuestros objetivos y fieles a nuestras creencias más profundas. Les decía algo así como que no importaba lo grandes o pequeños que fuesen sus objetivos, sino que debían elegir los medios más cercanos a su corazón para conseguirlos, ya que dejar que el corazón los guiara siempre sería más importante que buscar el éxito en el exterior. Era el momento de definir cuál era mi aspiración para esta nueva etapa profesional. ¿Qué quería conseguir?, ¿cuál era mi *sankalpa*?

Ya no era la buena hija vietnamita que seguía los pasos aprendidos en casa; había llegado el momento de anunciar a mis padres que había tomado la decisión de dejar mi trabajo para convertirme en profesora de yoga y seguir el camino que me dictaba el corazón.

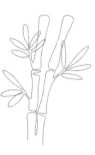

Llamé a mi padre por Skype y comentamos las últimas noticias de París y de Barcelona. Siempre me había costado hablar con él a distancia porque era un hombre reservado y poco expresivo. Al final, después de un cuarto de hora, le anuncié mi gran decisión. No dijo nada, no le vi ningún gesto en la cara y no se movió; por un momento, pensé que se había congelado la imagen de la pantalla y que había perdido la conexión de internet. Al cabo de quince segundos, me contestó con un escueto: «De acuerdo». No comentó, no preguntó, no reaccionó. Ese silencio fue su forma de expresar (o no) su sorpresa e incomprensión, pero también que respetaba mi decisión. En esos segundos reconocí un rasgo inequívoco de nuestra cultura vietnamita. No podía culparle, mi padre siempre había sido así, discreto en sus emociones y opiniones. No intenté justificarme y le expliqué con brevedad que iba a dar clases, pero el mundo del yoga era algo totalmente desconocido para él. Sabía que dispondría de otros momentos para hablarle de mi nueva vocación, de lo que sentía cuando practicaba y enseñaba yoga.

Fueron mis amigas las que me animaron a dar clases. El boca a boca empezó a dar sus frutos y en seis meses conseguí organizar de quince a diecisiete clases semanales entre algunas privadas, otras grupales en distintos centros de yoga y una en mi casa con pocas alumnas. Me pasaba la mayor parte del tiempo en mi escúter, con la esterilla colgada a la espalda, ropa de recambio, el altavoz portátil para la música y una crema relajante de lavanda para el masaje final de la relajación. Durante un año llevé un ritmo de clases frenético (de siete de la mañana a ocho de la tarde). Empezaba la semana animada y con ganas, pero cuando llegaba el viernes ya no me quedaba energía para mis alumnos y sentía que esas últimas sesiones no me producían tanto placer. Solo hacía doce meses que era profesora a tiempo completo, pero aún no había encontrado el equilibrio ideal. Me dedicaba en cuerpo y alma a mi nuevo trabajo, solo que no había previsto que ofrecer tanta atención y cuidado a cada uno de mis alumnos requiriera tanta energía, por lo que me iba vaciando a medida que pasaban los días.

El equilibrio en mi balance económico tampoco era muy sostenible: solo cobraba el trabajo hecho, no existían las vacaciones pagadas ni la baja por enfermedad, y la actividad no era igual todo el año porque los meses de diciembre, julio y agosto eran más flojos. Así que, para complementar mis ingresos, empecé un pequeño proyecto de retiros urbanos en el que me encargaba de la gestión del alojamiento, la comida vegetariana y una sala de yoga para profesores extranjeros que venían con su grupo a Barcelona. Visité muchos hostales de la ciudad para buscar los más tranquilos, bonitos y pequeños, y evitar los que alojaban a jóvenes que salían de discotecas. Del *catering* se encargaba una cocinera que había conocido en Goa. Cada retiro me suponía mucho trabajo de gestión para repartir las habitaciones, organizar las llegadas y salidas o alquilar las salas de yoga según el tamaño del grupo. Los extranjeros tenían expectativas culinarias distintas a las que les ofrecíamos y también peticiones particulares que no podíamos atender. Además, tenía que estar allí todo el tiempo y me di cuenta de que no me compensaba trabajar los fines de semana porque entonces no descansaba. Necesitaba buscar una forma de dedicarme al yoga sin tener que andar corriendo por toda la ciudad para llegar a todo, así que al final el proyecto de los retiros urbanos no prosperó.

Con mi nuevo ritmo de trabajo como *freelance* y horarios diversos según mis clases, había perdido el ritmo de mi práctica de yoga y meditación diaria. Tuve que sustituir mi sesión de yoga de las siete por otras clases a las diez o las once, cuando disponía de unas horas libres. Me di cuenta de que estaba sacrificando lo que más me gustaba, mi autopráctica de yoga, para dar clases a los demás. El estrés, las prisas y el «no tengo tiempo» también terminaron por conformar mi día a día. Entonces me acordé del episodio de estrés que vivió Laurent en Nueva York y, como quería prevenir posibles problemas de salud y malestar, decidí retomar la meditación. En lugar de hacer mindfulness en silencio, elegí practicar con mi japa mala, el collar de ciento ocho cuentas de semillas de rudraksha que había comprado en Rishikesh unos años atrás. Siempre lo llevaba conmigo y me permitía meditar en cualquier lugar; solo tenía que cerrar los ojos y darle dos o tres vueltas al japa mala repitiendo un mantra.

Recitar mantras u oraciones es una práctica común en muchas religiones, que nos induce a estados de consciencia propicios para la meditación. Cuando meditamos con un objeto como el japa mala, repetir y escucharse decir el mantra mentalmente en voz alta nos ayuda a enfocar la mente y evitar distracciones. Es una meditación activa que tiene muchos beneficios para desconectar de los pensamientos y la rumiación. Tradicionalmente, este tipo de rosario hindú o budista debe tener ciento ocho cuentas y una adicional llamada «gurú». Cuando hacemos una meditación, esta última es el punto inicial y, cuando volvemos a llegar a ella, significa que hemos realizado un ciclo de ciento ocho repeticiones del mantra; si queremos continuar con la meditación, debemos girar el collar sobre su propio eje para iniciar otro.

Las cuentas de cada japa mala pueden estar hechas de diferentes materiales. Los más comunes son los de madera del árbol de Bodhi

(*Ficus religiosa*), que según la tradición fue en el que Siddharta Gautama alcanzó la iluminación y se convirtió en Buda. También se suele utilizar la madera de sándalo, semillas de rudraksha o loto, las cuales tienen propiedades curativas y relajantes. Asimismo, podemos encontrar collares cuyas cuentas son piedras o minerales, como perlas, turquesas, ojo de tigre, ónix, cuarzo, etc.

El número ciento ocho tiene muchos significados en diversas creencias filosóficas, científicas y religiosas, tal como aparece en textos sagrados antiguos. En la tradición hindú y budista, se considera un número sagrado con un alto poder espiritual: el uno representa lo divino, es decir, a Dios; el cero, el vacío, y el ocho representa el infinito o lo eterno.

Existe un ritual en el que se hacen ciento ocho saludos al sol con diferentes propósitos, en la mayoría de las ocasiones para iniciar o cerrar ciclos y preparar nuestro cuerpo y mente para los cambios que están por venir. Suele realizarse en los cambios de estación, en especial en primavera o verano, con el fin de renovar nuestras energías vitales.

En reconocimiento a la popularidad universal de esta disciplina, el 11 de diciembre de 2014 las Naciones Unidas proclamaron el 21 de junio como el Día Internacional del Yoga y, desde entonces, millones de personas de todo el mundo se reúnen cada año para practicar el ritual de los ciento ocho saludos al sol o *surya namaskar* («*surya*» significa «el sol» y «*namaskar*», «un saludo» en sánscrito). Repetir el mismo movimiento se vuelve una práctica meditativa que conecta cuerpo, mente y universo, especialmente el día de solsticio de verano, cuando la naturaleza experimenta un cambio. Y una vez realizado, los yoguis pueden empezar de nuevo, frescos, renovados e inspirados.

De hecho, antes de saber que existía, recuerdo que cuando vivía en Nueva York había visto imágenes de un gran evento de yoga multitudinario que se celebraba en Times Square en esa fecha. La plaza era el corazón de la ciudad cosmopolita y, con los años, se transformó en un símbolo de ella gracias a sus luces y carteles publicitarios llamativos proyectados en pantallas gigantes. Se había convertido en un enclave muy turístico y ruidoso, probablemente la imagen más conocida de la ciudad.

Al cabo de los años, instalada ya en Barcelona, me pareció muy atractivo participar en ese ritual, compartir con miles de personas la celebración del yoga y experimentarlo en ese lugar tan poco «yogui». En Barcelona me había quejado de que la sala de mi gimnasio era demasiado ruidosa y de que la luz era muy fría. En cambio, en ese momento dado quise hacerlo en un lugar cien veces menos adecuado, sobre el asfalto caliente de una ciudad rodeada de pantallas publicitarias y de miles de peatones. Era contradictorio, pero era la ocasión de experimentar el poder de la introspección del yoga en unas condiciones especiales y extremas, y también de volver a Nueva York, la ciudad donde descubrí esta práctica.

Planifiqué mi viaje con antelación para ver a mis amigos y a Estrella, mi antigua profesora de yoga, ya que quería contarle la nueva aventura en la que me había embarcado gracias a ella. Estrella incluso me ayudó a conseguir una entrada a ese evento multitudinario anual en Times Square porque colaboraba con la organización. Ese viaje de cinco días me vino de maravilla para desconectar de mi rutina de clases, tener una nueva experiencia de yoga y, sobre todo, porque necesitaba hacer una pausa. Me hacía mucha ilusión pasar unos días con Laurent y su mujer (se habían casado en París unos años antes), a los que hacía tiempo que no veía.

El día del evento llegamos temprano a Times Square con nuestras esterillas, una botella de agua porque hacía calor y el mínimo de pertenencias. Buscamos la entrada principal, porque los espacios de práctica estaban repartidos en varias zonas de la plaza y con distintos profesores, ya que no podían parar por completo el tráfico de la intersección entre las avenidas Broadway y la Séptima. Todavía no había amanecido y no podíamos ver el sol, oculto tras los rascacielos, pero cientos de personas hacían cola para entrar. Nuestras entradas nos daban acceso a varias clases durante la jornada, y Estrella eligió empezar con los ciento ocho saludos al sol energizantes guiados por Coleen, una profesora neoyorquina formada en Jivamukti yoga que había sido portada de *Yoga Journal* y había aparecido en muchas revistas.

Colocamos nuestras esterillas casi pegadas las unas a las otras porque teníamos que caber más de doscientas cincuenta personas en el espacio habilitado. Apenas veinte centímetros nos separaban de la persona de al lado y el espacio que nos quedaba era muy limitado, por lo que se preveía que el calor de casi finales de junio sería sofocante, sobre todo porque allí no daba sombra a mediodía. Cuando Coleen subió al escenario, las chicas sentadas a mi derecha se entusiasmaron. Se habían llevado su libro para que se los firmase y me fijé que también vestían la camiseta de su centro de yoga. Me contaron que habían venido desde Washington D. C. para el evento y querían disfrutar de esa clase con la que consideraban su maestra.

El concepto de maestro o guía espiritual es importante en la tradición del yoga. Se considera gurú al guía espiritual capaz de ayudar al discípulo a «disipar la oscuridad» reflejada en la ilusión del mundo (*maya*) y de ayudarlo a «eliminar la ignorancia» de su corazón y mente, para llevarlo hasta la luz con la que ver su verdadera esencia, aprender las técnicas y el camino espiritual (meditación, devoción, oración, etc.).

Sri K. Pattabhi Jois se convirtió en el gurú del Ashtanga Vinyasa yoga para millones de personas en el mundo y creó un método dinámico cuyo objetivo es crear armonía en los aspectos físicos («*asana*»), energéticos («*pranayama*»), emocionales («*pratyahara*») y mentales («*dharana*») de nuestro ser. Cuando murió en 2009, Pattabhi Jois pasó el relevo a su nieto Sharat Jois, que había aprendido con él durante muchos años.

En sus retiros, a John Scott le gustaba cantar el conocido mantra de la enseñanza o del alumno, que se encuentra en la *Taittiriya Upanishad*, una recopilación de libros filosóficos sagrados del siglo V a. C. Como instructor de yoga, no se consideraba maestro, sino mensajero porque no había alcanzado la iluminación y solo se dedicaba a transmitir lo que había aprendido y experimentado. Él no pretendía ser un gurú, pero para muchos lo era.

Siempre me gustó cantar ese mantra que comúnmente muchos recitan como una oración devocional para resaltar la importancia de la relación entre el alumno y el gurú:

ॐ सह नाववतु ।
सह नौ भुनक्तु ।
सह वीर्यं करवावहै ।
तेजस्वि नावधीतमस्तु मा विद्विषावहै ।
ॐ शान्तिः शान्तिः शान्तिः ॥

Oṁ saha nāvavatu
Saha nau bhunaktu
Saha vīryaṃ karavāvahai
Tejasvi nāvadhītamastu mā vidviṣāvahai
Oṁ Śāntiḥ Śāntiḥ Śāntiḥ

Om, Que juntos, profesor y estudiante,
seamos protegidos y nutridos,
que trabajemos con gran intensidad,
que nuestro aprendizaje sea luminoso, y que ninguna
hostilidad se interponga entre nosotros.
Paz, paz, paz.

Testigo de la emoción de las dos yoguinis por la presencia de Coleen, ese día me di cuenta de la influencia que tenía el instructor y la responsabilidad que adquiría hacia sus alumnos.

Al escuchar la señal de la organización, todos los profesores y alumnos nos levantamos y, guiados por nuestros profesores, cantamos el Om al unísono: miles de personas creamos un sonido profundo y armonioso que se elevó por encima del ruido de la ciudad, la vibración se propagó y rebotó contra los edificios. Sentí cómo un rumor fortísimo recorría todo mi cuerpo con un desfase de menos de un segundo, igual que las sensaciones que produce el sonido de un gong enorme. Siguiendo la voz de Coleen, unimos los pies y arrancamos con los primeros saludos al sol, eufóricos por estar allí todos juntos. La energía que se creó entre todos los participantes del grupo era indescriptible. Me sentí arropada, apoyada en este ejercicio intenso que nunca había hecho antes y que impulsó mi propia práctica para seguir el ritmo e intentar llegar más lejos a pesar del cansancio físico que sentía y que las repeticiones incrementaba.

El encuentro del 21 de junio se ha convertido en un ritual que se practica cada año en el mundo, especialmente en el hemisferio norte, porque coincide con el solsticio de verano, el día con más luz del año. En Barcelona, por la orientación de la ciudad hacia el este, la comunidad de yoguis se suele reunir en la playa para ver cómo el sol sale del mar al amanecer y honrar así al astro que nos da calor, luz, fuerza y vida.

Esta práctica tan dinámica mueve la energía, calienta el cuerpo y activa el *prana*. Además, la repetición de la misma secuencia despeja la mente porque mantiene el enfoque centrado en la sincronización del movimiento con la respiración y busca la fluidez sin añadir tensión física. Una vez se ha encontrado el ritmo del saludo al Sol, uno ve cómo su rumiación mental disminuye a medida que su consciencia se vuelve hacia su interior. Nos entregamos al proceso, reconocemos lo que surge a nivel emocional y luego lo dejaremos ir. Esta repetición consciente y sin juicio es como una meditación en movimiento. Cada uno es libre de parar, descansar o adaptar el ritmo a sus posibilidades. Cuando terminamos, nos sentimos más ligeros y captamos el sentido de este antiguo ritual.

Esa tarde, después de vivir el yoga multitudinario de Times Square, llamé a mi marido para contarle lo extraordinaria que había sido la experiencia de practicar con tantas personas en medio de la ciudad. Era de noche en Europa, me había olvidado de la diferencia horaria y lo desperté, pero al oír mi voz tan animada quiso que se lo contase todo con detalle. Su reacción espontánea de hombre impulsivo fue preguntarme: «¿Por qué no lo montas tú en España?». Lo primero que pensé fue que era una idea descabellada. ¿Cómo una profesora de yoga recién certificada iba a organizar un evento de tal magnitud? Lo veía complicado, pero la pasión por el yoga y las ganas de emprender nuevos proyectos en ese ámbito no debían limitar mi imaginación, así que ¿por qué no?

Esa escapada de pocos, pero intensos días en Nueva York me renovó la energía y las ideas. Necesitaba salir de la rutina y disfruté mucho descubriendo nuevos lugares o al comprobar cómo había cambiado la ciudad vibrante que había dejado años atrás. Conocía pocos lugares con tanto dinamismo, pero sabía que no quería volver a vivir allí; había echado raíces en España y creado un hogar con mi pareja en Barcelona, tenía amigos que eran como familia, allí me sentía en casa.

Esa práctica había cambiado mi vida. No solo se había convertido en mi pasión personal, sino también en mi trabajo; había elegido esta nueva profesión para difundir la práctica de bienestar integral, pero mis clases no reunían a tanta gente. Sin embargo, si daba este tipo de *master class*, podría ayudarme a conseguir el propósito que quería alcanzar: llevar el yoga y sus beneficios al máximo número de personas. Aún no sabía cómo iba a reunir a cientos o a miles de personas ni dónde ni cómo organizarlo, pero nada era imposible. Tenía que estudiarlo, buscar los medios. Lo importante era que ya tenía una nueva idea que me animaba mucho: ¡desarrollar un formato de yoga para todos!

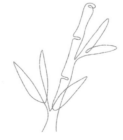

Un año y unos meses más tarde, esa idea se hizo realidad. Dos amigas profesoras de yoga y yo creamos un movimiento de divulgación de la disciplina a través de eventos gratuitos y organizamos la primera *master class* multitudinaria gratuita en la calle en España. Se inscribieron mil doscientas personas al primer Free Yoga. Aunque solo éramos tres organizadoras, estábamos motivadas; entre las tres cubríamos todas las tareas necesarias: administración, comunicación, logística, patrocinios, registros, web, voluntarios para el equipo de *staff* de apoyo, relación con el Ayuntamiento, seguridad, etc., hasta el punto de que conseguimos ser la marca de referencia de encuentros de yoga en España. Cada año organizábamos dos macroeventos en plazas públicas o avenidas de Madrid y Barcelona, que iban creciendo cada vez más (de hecho, las entradas se agotaban en unas pocas horas). Habíamos creado la cita anual de yoga más importante de Europa: todo el mundo quería venir y participar. Lo mejor de todo es que no estaba dirigido solo a yoguis, sino que se trataba de un encuentro abierto a todos para descubrir la disciplina, compartir con familiares y amigos, y pasar un rato agradable.

El tercer año decidimos que yo daría la clase ante las cuatro mil personas que se habían inscrito. Como llevaba tiempo en la organización, conocía la magnitud del evento, pero desde detrás del escenario la visión era muy distinta. No imaginé lo que significaría subir al escenario hasta que llegó el momento.

La noche anterior hubo tormenta y el montaje de las carpas, sonido y escenario se retrasó. Cruzamos los dedos para que no tuviéramos que cancelarlo, pero quedaba poco tiempo para tenerlo todo listo antes de que llegaran los participantes. A las cinco de la mañana dejó de llover y el equipo de logística nos confirmó que el montaje de la estructura se había realizado sin grandes problemas, pero con bastante retraso, y que les quedaban solo cuatro horas para acabar. Íbamos contra reloj. Llegué a las seis para recibir el camión con las esterillas, las camisetas y los productos de regalo del patrocinador, y nos repartimos las tareas. Yo me tenía que encargar de colocar las cuatro mil esterillas en el asfalto de la avenida, pero el suelo estaba mojado. Esa tarea no era trivial; había ideado un sistema de cuerdas marcadas para mantener el mismo espacio entre cada una para que no se desviaran en el suelo. Cada año contábamos con un equipo de voluntarios, todos practicantes de yoga, que querían formar parte del proyecto y compartirlo desde la organización para atender al público. En el primero nos ayudaron nuestros familiares, amigos, alumnos y muchos profesores de yoga. Rina fue una de las primeras en responder a nuestra llamada y se trajo a algunos de sus alumnos con ella. Era maravilloso poder contar con tantos voluntarios animados a los que no les importaba madrugar y colaborar.

Se trataba de un evento con un presupuesto y un equipo muy reducidos, pero cuidábamos todos los detalles para que fuera una experiencia especial para todos, igual a la que viví en Times Square.

Una hora antes de subirme al escenario empecé a sentir el estrés. Ya había miles de personas ubicadas cada una en su esterilla y otras, cientos de ellas, hacían cola para entrar; el recinto se estaba llenando con rapidez. El ambiente era muy distendido, la música de fondo nos acompañaba desde los altavoces y nadie me conocía, pero yo los observaba a todos; eran tantos que poco a poco empecé a darme cuenta de que me había puesto yo sola en una situación en la que nunca me había visto, sobre un escenario donde todos los ojos se dirigirían a mí. Durante los dos años que había sido profesora de yoga había perdido el miedo a dar clase en salas de quince o veinte personas, pero no era comparable a lo que implicaba tener un aforo de cuatro mil. Se me aceleraban las pulsaciones, me vibraba la caja torácica, la respiración entrecortada me provocaba pequeños espasmos en el pecho y me zumbaban los oídos. Mientras, intentaba repasar las notas del discurso y la secuencia que había escrito en una hoja de papel, pero todo me daba vueltas y no conseguía ordenar mis ideas. No podía olvidarme de agradecer al Ayuntamiento, los patrocinadores, los voluntarios y a nuestro equipo de Free Yoga toda la ayuda recibida y, sobre todo, mencionar la causa que apoyábamos ese año en colaboración con el Ministerio de Igualdad: la lucha contra la violencia de género. Aunque me había aprendido los cuatro puntos más importantes y el número de teléfono gratuito de atención a las víctimas, no tenía ninguna pantalla en la que proyectar esa información. Por eso era importante que me calmara y repasase mis notas.

Decidí aislarme detrás del camión de logística para aplicar una de las técnicas que enseñaba a mis alumnos: me senté en una esterilla en el suelo, cerré los ojos y empecé a respirar profundamente para calmar el estrés y ralentizar el ritmo cardiaco. Mi mayor miedo era que la gente se levantara en medio de la clase y recogiera su esterilla porque no le gustase o no la estuviese disfrutando. Esperaba que no me pasara porque no habría podido sobrevivir a la vergüenza de ese fracaso delante de tanta gente y me acordé de que en Japón se decía que, ante una situación similar, los samuráis se hacían el *harakiri*, es decir, se suicidaban para escapar de la vergüenza. Sin embargo, intenté verlo en perspectiva: conocía la secuencia a la perfección, pero, por si acaso, tendría mis notas debajo de la esterilla. Intenté tranquilizarme pensando que no era más que una clase con mucha gente que había venido para disfrutar, compartir y experimentar, que no venían para juzgarme. Tenía la experiencia suficiente para dar una buena sesión, había llegado hasta allí porque lo había buscado y me lo había trabajado, y era un proyecto bonito que habíamos creado mis compañeras y yo y que, además, se correspondía con mi propósito de vida. En definitiva, no podía esperar una mejor oportunidad para cumplir mi sueño. Era mi momento, no estaba allí por suerte ni azar y no les podía fallar; todos contaban conmigo.

Lo más impresionante fue, al empezar, ver a esas cuatro mil personas vestidas con la misma camiseta, de pie, en silencio, bien erguidas, como si fueran soldados en formación, todas mirándome con una sonrisa, felices de estar allí. Y yo también lo estaba. Iniciamos la clase en silencio con la música tranquila de fondo, invité al público a cerrar los ojos para llevar la atención hacia dentro, guiando un ejercicio de respiración contada para darme el tiempo de recuperar la mía. Durante unos pocos segundos tuve un *flashback*, la presentación de mi trabajo sobre el Cometa de Haley en el instituto delante de toda la clase, y pude recordar con detalle la mirada amable y sonriente de mi profesora que simuló los movimientos de una inspiración profunda para que respirara mejor y no me quedara con el aliento cortado. Funcionó, fue mi primer *pranayama* consciente sin saberlo.

Cuando sentí que corazón y respiración habían recuperado un ritmo tranquilo, juntamos las manos delante del pecho en *anjali mudra* y cantamos tres veces el Om con una larga espiración. Fue más intenso que en Times Square porque estaba un poco elevada en el escenario. Desde allí veía a miles de personas, pero no alcanzaba a distinguir las últimas filas. Tenía la gran responsabilidad de guiar el tono del canto con un sonido largo y tranquilo, y la respuesta fue extraordinaria: sentí la intensidad de las vibraciones que me llegaron de frente y atravesaron todas las células de mi cuerpo como el soplo lento y suave del viento cálido. En aquella zona de la ciudad no notaba ese ruido ambiental propio de Times Square, sino que la circulación en ella ese sábado por la mañana era escasa. Tan solo había algunos turistas y peatones que se pararon a mirar el espectáculo. Era fascinante escuchar la fuerza y la pureza del mantra cantado al unísono en medio de la ciudad.

Había experimentado el poder de las vibraciones de los mantras en varias ocasiones, como en la repetición de los *sadhus* en la India, en las sesiones de terapias sonoras en Tulum y también con los baños de gong o de cuencos tibetanos, pero esa experiencia fue la más extraordinaria de todas las que había vivido por la cantidad de personas y la energía que desprendía el grupo.

Cuando llegó el final de la clase, invité a todos los participantes a que se tumbaran y cerraran los ojos para la relajación final. Me quedé sola, sentada, mirando una avenida cubierta de cuerpos relajados, y de repente toda la presión y la tensión del estrés que había aguantado durante más de una hora se disiparon. Estaba verdaderamente conmovida. Con la voz temblorosa desperté al público de la relajación para que adoptaran una postura sentada. La emoción era tal que me costó hablar y, después del Om de cierre, me eché a llorar de felicidad al abrazar a mis compañeras. Había cumplido, había sufrido y disfrutado a la vez, sentía que con mi trabajo y esfuerzo había conseguido mi propósito. Había abrazado una nueva versión de mí misma más segura, más feliz, más llena.

Algunos de los participantes se acercaron para agradecerme la *master class*, otros me preguntaban dónde podían encontrarme, en algún estudio o si tenía una web. Fue en ese preciso momento cuando decidí extender mi misión de divulgar el yoga a través de un blog para compartir mi experiencia y las enseñanzas que había aprendido. En definitiva, ser una mensajera tal como nos había explicado John Scott.

Desde que había empezado la práctica de yoga y meditación hacía ya más de diez años notaba una mayor conexión con mi cuerpo, una mejor comprensión de mis pensamientos y emociones, una mejor atención y presencia y una mayor apertura a los demás, porque la transformación trascendía el ámbito personal y se expandía a la relación con mi entorno más cercano, pero también con el más lejano. Dedicarme profesionalmente a mi pasión y descubrir mi vocación por la enseñanza de esa disciplina me aportó plenitud, motivación y autoconfianza; mi carácter tímido e introvertido se estaba transformando. Por fin sabía por qué me levantaba cada mañana, había encontrado y definido mi razón de vivir, el *ikigai* japonés, la satisfacción que trae consigo, y quería despertar el sentido de la vida yogui en cada uno de mis alumnos.

Esa transformación progresiva fue modificando poco a poco el equilibrio entre mi lado racional, analítico y terrenal, antes dominante, para dejar más espacio a mi lado emocional, intuitivo y compasivo. Me estaba convirtiendo en una persona más completa.

Recuerdo que cuando trabajaba en el sector bancario (todavía estábamos en el siglo XX), la empresa organizó un taller corporativo sobre creatividad, estrés y gestión de la incertidumbre con el doctor Mario Alonso Puig, médico, conferenciante y especialista en liderazgo, salud y bienestar. Aquella fue la primera vez que escuché términos de neurociencia como «córtex prefrontal», «cortisol», «amígdala», «hipocampo» e «hipotálamo». En esa jornada comprendí qué pasaba en el cerebro y en el cuerpo cuando nos estresamos, y me pareció fascinante que las emociones y los sentimientos tuvieran explicaciones fisiológicas y que pudiéramos aprender técnicas como el yoga o la meditación para gestionarlos. Ese taller me confirmó que iba por el buen camino con mi práctica de yoga matutina.

Años más tarde, cuando estaba con el proceso de *coaching*, fui a una de sus conferencias, «Descubre de lo que eres capaz», porque buscaba nuevas herramientas para desarrollar la confianza en mí misma y entender cómo funcionaba mi cerebro. De joven me gustaba la ciencia y buscaba explicaciones racionales a lo irracional, a lo abstracto o a lo considerado esotérico, y aquella información sobre los hemisferios del cerebro me ofreció un razonamiento plausible para asimilar lo que había pasado durante mi transformación.

El cerebro está dividido en dos mitades conectadas por el cuerpo calloso, ambas fundamentales para el cuerpo humano —detalle importante y extraño—, que poseen una relación inversa con respecto al organismo: el hemisferio derecho es el encargado de controlar la parte izquierda del cuerpo y el hemisferio izquierdo de controlar la parte derecha.

Lo más interesante es que cada uno está especializado y dirige unas conductas y funciones específicas. El hemisferio izquierdo se ocupa de la lógica y la razón y se enfoca en objetivos, hechos y resultados sin tener en cuenta ningún elemento de carácter personal y afectivo; tiende a ser más cauteloso a la hora de probar cosas nuevas. En cambio, el derecho se dedica a la visión de la realidad más profunda, la dimensión espiritual y la creación de vínculos afectivos y temas personales; le gusta la aventura, la exploración y el aprendizaje.

En mi caso, yo había crecido con un claro predominio del hemisferio izquierdo. Mi manera de pensar, de organizarme, todas mis acciones estaban enfocadas en seguir las reglas de un mapa lleno de rutas definidas y claras. Y lo que había estado haciendo aquellos años era trabajar, de manera voluntaria y consciente, con la intención de cambiar mi personalidad y liberarme de unas limitaciones impuestas por cómo había estado programada desde mi nacimiento. Quería descubrir mi nuevo yo, o quizá este ya habitaba en mi interior y solo deseaba florecer en el momento más adecuado.

El reconocimiento de nuestra verdadera esencia es fruto de la integración de los dos hemisferios, y el responsable fundamental de dicha unificación es el derecho, ya que es capaz de mirar todo aquello que trasciende más allá de la lógica. La ciencia ha confirmado que en las prácticas meditativas se registra una actividad intensa que comienza por este hemisferio y acaba sincronizando los dos. Me gustaba pensar que ese proceso se estuviese dando en mi cerebro.

El término «yoga» viene de la raíz *«jug»*, que significa «unir, conectar, relacionar» en sánscrito, por lo que su traducción más común es la unión entre cuerpo, mente y espíritu. Esta disciplina holística me permitió ganar consciencia corporal (mente-cuerpo), observar y gestionar mis emociones y mi esencia (mente-espíritu), aprender a mover la energía sutil mediante la respiración y las asanas (cuerpo-espíritu) y conectar mi lado racional y limitante con mi lado creativo y emocional (mente armoniosa). Tal vez fuera una visión un tanto simplificada del complejo funcionamiento de nuestro cerebro, pero confirmaba mi hipótesis de que no estábamos condenados a ser siempre el individuo programado en el momento de nacer. La típica expresión «esta persona nunca cambiará» no siempre es válida: estaba convencida de que cualquier persona es capaz de cambiar si quiere y se esfuerza en sustituir un hábito de acción o pensamiento por otro.

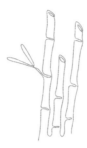

Cada año más personas respondían a nuestra llamada de voluntarios para ayudarnos en nuestros eventos gratuitos. A pesar del madrugón podíamos contar con ellos porque disfrutaban del camino de yoga y querían participar en esta labor de difusión al gran público sin discriminación de sexo, edad, constitución física o nivel. Después de mi primera experiencia en el escenario de Free Yoga, muchas personas acudían a mi blog para informarse sobre esta disciplina y saber dónde practicar y por dónde empezar. Así que, para seguir divulgando los valores y la práctica de yoga, decidí abrir un canal en YouTube y una cuenta en Instagram sin saber lo que ello implicaría. Por primera vez lo hacía con mi propio nombre porque hasta entonces siempre lo había hecho respaldada por empresas. Tuve que reducir el número de clases que daba en los centros para dedicar más tiempo a la creación de contenidos. Al final no eran menos horas de trabajo, solo que las repartía entre tareas distintas que se retroalimentaban. Estudiaba temas, los ponía en práctica con mis alumnos presenciales, aprovechaba sus comentarios y sugerencias para crear vídeos tutoriales didácticos y escribía en mi blog cada semana.

Como mi comunidad crecía, la ONG Karuna-Shechen, creada por el monje budista francés Matthieu Ricard, me contactó para proponerme colaborar en la recaudación de fondos para su movimiento Altruismo en Acción, que apoya numerosos proyectos solidarios en la India y Nepal. Ese caso en concreto era para que las mujeres pudieran aprender a instalar placas solares en pueblos a los que no llegaba la electricidad, y enseñarles también a ocuparse de su mantenimiento.

«*Karuna*» significa «compasión» en sánscrito y en pali y Shechen es el nombre del monasterio donde reside Matthieu Ricard en Nepal. Sus libros sobre enseñanzas budistas fueron una gran fuente de inspiración para mí a la hora de profundizar en mi desarrollo espiritual. Participar en su proyecto benéfico era mi manera de devolverle toda la sabiduría que me había transmitido y regalado durante aquellos años, y consideraba un placer y un honor poder ayudarlo con unas clases de yoga solidarias. Decenas de centros y profesores de distintos países nos unimos a él para realizar esta labor. Era nuestro Karma yoga.

De acuerdo con los principios del Karma yoga, rama descrita en la obra *Bhagavad Ghita*, se debe actuar sin esperar nada a cambio ni tener miedo de los resultados, para enfocarse en hacerlo lo mejor que se pueda. Eso nos brinda la posibilidad de liberarnos de las consecuencias derivadas de las acciones negativas que hayamos hecho empujados por el egoísmo, los celos, la ira o el miedo, es decir, es una forma de limpiar nuestro karma. Al poner en práctica cada acción generosa sin esperar ninguna recompensa, el ser se llena de plenitud y libertad. Lo importante para todos los participantes era la actitud con la que hacíamos el trabajo, con dedicación, generosidad y compasión.

Decidí aprovechar el Día Internacional del Yoga para ofrecer otra clase de ciento ocho saludos al sol en la playa, que retransmitiría en directo por las redes sociales. La había organizado y hecho con la mejor voluntad y con los medios de los que disponía, y la impartí de todo corazón. Como regalo por mi ayuda, la asociación Karuna-Shechen me mandó un obsequio a casa, una preciosa foto del Himalaya tomada y firmada por Matthieu Ricard. Además de ser científico en biología molecular, monje y asesor del Dalái Lama, conferenciante y autor de varios libros sobre felicidad, altruismo y meditación que se han traducido a distintos idiomas, Ricard es también muy buen fotógrafo. El beneficio por la venta de todos sus productos y actos están destinados a su asociación, así que podemos considerar que él, en definitiva, encarna al hombre altruista.

Es precisamente significativa esta frase de Ricard para entender plenamente el sentido del altruismo: «La búsqueda de la felicidad egoísta no funciona, es una situación en la que todos pierden. Uno hace miserable su propia vida mientras hace miserable la vida de todos los demás. Por el contrario, con altruismo y compasión todos ganan».

Gracias a la colaboración con el Dalái Lama, Richard Davidson, profesor de Psicología y de Psiquiatría de la Universidad de Wisconsin-Madison, y otros miembros de la comunidad científica investigaron durante décadas el efecto de la meditación, la bondad y la compasión en el cerebro. El uso de escáneres de resonancia magnética supuso un salto cualitativo en lo que al estudio del cerebro se refiere a la hora de observar y analizar con precisión qué áreas determinadas se activan con un mayor flujo de sangre. Monjes budistas muy experimentados, como Matthieu Ricard y Mingyur Rinpoche, entre otros, formaron parte de numerosas investigaciones que tenían como fin observar cómo las prácticas de la meditación y la compasión podían afectar ciertas zonas del cerebro humano. En uno de los primeros estudios, se colocaron doscientos cincuenta y seis electrodos en el cráneo de varios monjes y los sometieron a un aparato de imágenes funcionales por resonancia magnética nuclear. Matthieu Ricard logró el nivel de actividad más alto en la corteza cerebral prefrontal izquierda, lo que se asocia a las emociones positivas (de hecho, lo declararon como «el hombre más feliz del mundo» después de participar en esos estudios). Los distintos estudios realizados con los monjes, a los que sometieron a un entrenamiento de miles de horas de meditación, mostraron que sus cerebros funcionan con un estado de consciencia abierta (ondas gamma) muy superior al de personas sin esta preparación previa, con un nivel registrado veinticinco veces superior al del grupo de control. Desde entonces otros científicos han seguido ahondando en los beneficios de las prácticas meditativas y contemplativas y en los efectos que estas tienen en el cerebro.

En la Universidad de Wisconsin-Madison, por ejemplo, mostraron en imágenes las diferencias existentes entre las redes emocionales del cerebro de personas principiantes que se han iniciado con un programa de ocho semanas de meditación mindfulness y las de algunas consideradas meditadoras expertas en mindfulness y compasión. Los resultados en este segundo grupo mostraron, entre otros, una reducción en los indicadores hormonales y neuronales del estrés, una disminución del cortisol, una facilitación para mantener la atención sostenida, un debilitamiento de los circuitos de la preocupación y cambios en las conexiones con la amígdala, la estructura neuronal relacionada con las emociones.

Pero lo más sorprendente fueron los resultados del primer grupo: tras solo ocho semanas de práctica de mindfulness (tiempo que se correspondía con la duración del programa MBSR, de Jon Kabat-Zinn) se apreciaron una reducción de la reactividad de la amígdala, una reducción del estrés y una mejor respuesta a imágenes duras, y mejoras en la focalización y la memoria. Aun así, se demostró que estos efectos positivos no persistían sin una práctica sostenida.

Encontrar formas para vincular los resultados de la actividad cerebral con la manera en que las personas regulan sus emociones en la vida real es otro paso importante para comprender cómo afecta la meditación al bienestar emocional en el día a día. El descubrimiento de los beneficios de la meditación demostró que el cerebro adulto podía transformarse profundamente gracias a ella. Estos estudios enseñaron que, cuando aprendemos a hacer malabares, a hablar un idioma nuevo, a tocar un instrumento o a meditar, el cerebro experimenta cambios a través de un proceso denominado «neuroplasticidad». Las evidencias científicas empezaron a demostrar que la meditación podía restablecer los circuitos cerebrales para producir efectos saludables no solo en la mente y el cerebro, sino en todo el cuerpo. Gracias a estos descubrimientos, la meditación dejó de considerarse una disciplina esotérica y fue aceptada en el ámbito de la salud y el bienestar.

Cuando le preguntaban a Matthieu Ricard cuál era el secreto de la felicidad, su respuesta era muy sencilla: el altruismo y la compasión.

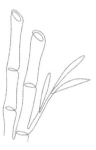

«Altruismo» viene de la palabra francesa *autrui*, que significa «el prójimo, los demás», y se refiere a la disposición de algunas personas a hacer el bien. Los filósofos y los psicólogos no se ponen de acuerdo sobre si es una disposición o una conducta, si es natural o no en el ser humano, pero en cualquier caso las personas altruistas son aquellas que demuestran mucha empatía, generosidad y ganas de ayudar al otro sin recibir nada a cambio, incluso a costa de su interés propio. Como cabe esperar, en este mundo moderno e individualista no abundan ejemplos de ello.

La compasión es una noción que muchos confunden con la empatía, pero existe una gran diferencia entre las dos. La empatía es la capacidad que tiene una persona para ponerse en el lugar de otra, es decir, de ser capaz de entender la situación y los sentimientos que esta está viviendo. En cambio, la compasión nace de la empatía y se expande cuando reconocemos y aceptamos que estamos todos unidos; esta humanidad es la que trata de conectar con aquello que nos vincula a todos. La compasión, además, también suma las ganas de aliviar el sufrimiento actual y futuro, no solo de resonar con él, por lo que activa diferentes zonas del cerebro. Mientras que la empatía activa las zonas relacionadas con el dolor, la compasión lo hace con las zonas relacionadas con el amor, la pertenencia y la gratificación. Cultivar la compasión o la bondad hace aflorar la fortaleza para estar con el sufrimiento y desarrollar la resiliencia.

A pesar de trabajar mi espiritualidad, el autoconocimiento, la paz interior y el bienestar cuerpo-mente, sentía que me quedaba aún mucho por mejorar.

Nadie es perfecto, tampoco yo deseaba serlo, pero sí quería, por ejemplo, eliminar esta división que todos tenemos en nuestro corazón: por un lado, la gente a la que amas y aprecias; por otro, las personas que no te caen bien, con quienes tienes un conflicto o que te han hecho daño y te generan sentimientos desagradables que provocan pensamientos negativos. Una amiga con la que me había peleado, una persona tóxica para mí, un personaje público o político que hace daño a otros, la gente incívica que no respeta la libertad de los demás... Siempre eran ese tipo de personas las que me generaban un sentimiento de odio o enfado. Por eso, para no sufrir estas relaciones o vínculos, me propuse aprender a cambiar mi actitud hacia ellas y así poder responder a estas emociones y pensamientos difíciles con amabilidad.

Para practicar y entender cómo podía ser compasiva de verdad fui a un retiro dedicado al cultivo de la compasión a través de una meditación que utiliza técnicas de visualización para desarrollar sentimientos de bondad y compasión hacia los demás. La práctica es similar a la meditación budista de amor benevolente, *metta*, con un método enfocado en el desarrollo de la empatía, la humanidad compartida y las habilidades sociales.

Ampliar nuestro círculo de compasión es alimentar el deseo de contribuir al bienestar de todos, es apostar por el progreso positivo de la humanidad, es recuperar los lazos que nos unen y que se crean cuando nos relacionamos mirándonos a los ojos. Es incluir a todos, no solo a nuestros seres cercanos y queridos, sino también a personas menos allegadas e incluso desconocidas y, dentro de lo posible, a aquellas que nos incomodan y con quienes nos resulta difícil tratar.

Por lo general dirigimos nuestra tolerancia, gratitud, comprensión y amabilidad hacia aquellas personas con las que mantenemos vínculos afectivos. En cambio, con mayor facilidad solemos juzgar y tener actitudes apáticas o indiferentes con quienes no conocemos. Además, el sentimiento es más negativo con aquellas con las que hemos vivido algún conflicto o con las que directamente nos caen mal. Ser amable con alguien comienza por reconocer desde la empatía que es un ser que siente, que su felicidad e infelicidad son tan reales e importantes como lo son para nosotros, y que por eso queremos que sean felices, que no sufran y estén bien.

La meditación Metta Bhavana para «cultivar» (*bhavana* en sánscrito) la bondad (*metta*) se realiza en cinco etapas, ya sea por separado o seguidas:

1. Con nosotros mismos.
2. Con una persona que queremos, como un familiar o amigo.
3. Con una persona «neutral»: alguien por quien no tenemos sentimientos especiales, un vecino, por ejemplo.
4. Con alguien con quien tenemos un conflicto o a quien le profesamos sentimientos de malestar. Esta es la parte más difícil, ya que implica mandar amor y amabilidad a una persona «difícil».
5. Con todos los seres del universo, tanto los humanos como los animales, sin importar su origen e incluyéndonos a nosotros mismos.

De vuelta en casa después del retiro, practiqué esa misma meditación de cultivo de la compasión durante semanas cambiando las personas a quienes dedicaba ese amor benevolente y amable, pero la cuarta etapa se me resistía. Era capaz de sentir menos tensión con los desconocidos que identificaba como malas personas porque imaginaba nuestra humanidad compartida: ellos también tenían padres, problemas, dificultades, traumas y un pasado, y, de alguna manera, ellos también sufrían. Pero con las personas cercanas que me habían hecho daño o con quienes mantenía algún conflicto, no me resultaba fácil cambiar mi mirada. El cultivo de *metta* me ayudó a que la ira o el resentimiento se transformaran poco a poco en un sentimiento neutral. Al pensar en ellos conseguí que no me provocaran tantas emociones negativas: la herida se cerraba, aunque en algunos casos siguiera aún visible. Quizá todavía no estaba plenamente sanada.

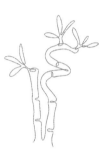

Debido a la rutina del trabajo o a que mis días cada vez eran más acelerados porque quería abarcarlo todo —un viaje, una cena o simplemente a la falta de tiempo (esa frase tan famosa en nuestro mundo moderno)—, mi práctica habitual de meditación matutina se volvió irregular. Estuve bastante tiempo sin meditar en una época en que viajaba mucho y relegué la práctica de yoga a los ratos libres que me quedaban cuando estaba en el hotel, o directamente no la hacía. Sabía que estas técnicas de higiene mental y física se debían mantener con regularidad; era como lavarse los dientes para que no te salieran caries. La meditación no era una pastilla milagrosa contra el estrés o la falta de un sueño reparador, pero a pesar de saberlo, me dejé llevar por la inercia. Siempre tenía una excusa para dejarla para más tarde, y al final del día estaba tan cansada que lo posponía para el día siguiente, aunque tampoco la hacía entonces. Estaba sumergida en mi trabajo, que me apasionaba, y ello resultaba la excusa perfecta. Y así, poco a poco, perdí por completo el hábito de sentarme en mi *zafu*. Lo veía cada mañana, pero se había convertido en un objeto más de mi casa, por lo que perdió su función de recordatorio de «te espero para meditar».

El resultado no se hizo esperar. Mi cuerpo no estaba tan fuerte para aguantar durante meses tanto trabajo, estrés y cansancio, y me mandó una señal de aviso: empecé a sentir dolores en el hombro izquierdo. Al principio lo achaqué a un mal gesto, pero un hormigueo continuo comenzó a extenderse por el brazo. Era un problema nervioso. Me dolía constantemente. Nunca me había pasado y no podía creer que se tratara de algo emocional con todo el yoga que hacía. Yo insistía en que tenía que ser el resultado de una mala postura.

Tardé en entender que el estrés mental y emocional que sentía había creado tanta tensión muscular en mis hombros y también en los músculos de la parte posterior del cráneo, que me provocó un dolor generalizado de cuello, hombros y espalda. Mi osteópata me aconsejó bajar el nivel de estrés con un descanso reparador y de calidad, viajar menos y dormir más noches en mi cama con mi almohada, buscar un lugar donde me sintiera segura y encontrar momentos de desconexión del trabajo, que es lo que más me costaba. Me hizo entender que dedicaba mucho tiempo a un yoga de demostración, de trabajo, de rodaje, de sesiones de fotos o vídeos con una sonrisa forzada y que, en realidad, había perdido mi rutina saludable de práctica de yoga profunda y personal para mí; estaba en modo *performance* y observada en lugar de vivir en modo disfrute y autoobservación. En ese escenario, no conseguía aliviar la tensión acumulada y tampoco los dolores musculares asociados a ella. Era importante que encontrase tiempo para mí y que volviese a disfrutar del *slow life* con mi pareja. Así que decidí reservar los pocos huecos que me quedaban en mi agenda apretada para retomar la meditación y la autopráctica de yoga en casa.

Según la neurociencia, un hábito se crea sustituyendo a otro a base de repeticiones para así poder establecer conexiones neuronales nuevas. Sin embargo, como no se trata de algo inmediato, no es fácil. Para que los hábitos sean efectivos se requiere intencionalidad, disciplina y persistencia, todo ello acompañado de una buena planificación. Por tanto, si lo quería hacer bien, debía cambiar mi manera de proceder y no limitarme a buscar huecos para practicar yoga, sino priorizar primero esas horas y luego dedicarme a las reuniones y las clases. Debía organizar mis pensamientos, rutinas de trabajo y de vida en función de mis prioridades.

La meditación no se puede practicar con el piloto automático porque se debe hacer de manera consciente, y cuando conseguimos sentarnos cada día en un cojín a la misma hora con fuerza de voluntad es cuando lo asumimos como parte de nuestra vida cotidiana y entonces se convierte en un hábito. Para crearlo hay que repetir el ejercicio durante semanas y, de hecho, el tiempo que se necesita para crear estas conexiones neuronales que sustituirán un hábito por otro puede oscilar entre veintiún y sesenta días. La cuestión principal radica en que durante este periodo de readaptación tenemos que recordar por qué lo estamos haciendo y para qué. La intención de realizar esta acción voluntaria es clave, al igual que recordar que incide positivamente en nuestro bienestar físico, mental y espiritual, intelectual (ayuda a la memoria y el aprendizaje) y social (mejora nuestra vida relacional). Es una muy buena razón para meditar y mantener una práctica constante y regular.

Por suerte, no estamos atentos a cada movimiento ni a cada acción todo el tiempo. El noventa por ciento de las acciones que realizamos en nuestro día a día son automáticas, inconscientes, no las tenemos que pensar y no requieren mucho esfuerzo y energía, por eso son más fáciles, como por ejemplo caminar o conducir al lugar de trabajo. Tampoco podemos mantener una consciencia plena ni estar atentos al cien por cien todo el día, sería agotador, pero si queremos cambiar y evolucionar tampoco debemos permitir que nuestros pensamientos los dicten los automatismos.

El piloto automático nos permite enfocar nuestra atención y atender a otros estímulos mientras realizamos las tareas habituales. El problema surge cuando dejamos que estos mecanismos automáticos subconscientes decidan por nosotros sin que nos demos cuenta de ello, repitiendo los mismos patrones de pensamiento y creencias consolidados en el tiempo hasta vivir programados.

En otoño, una época con menos carga laboral, aproveché para aplicar algunos cambios en mis rutinas de tarde y de sueño, de meditación y yoga, y también en la del trabajo; además, traté de buscar más tiempo de calidad para pasarlo con mi marido y con mis amigas.

Vero, una de mis mejores amigas y a la que no veía desde verano, me regaló el libro *Biografía del silencio* (2012), del escritor y sacerdote Pablo d'Ors, pensando que necesitaba una fuente de inspiración para volver a lo que me hacía feliz y sentirme de nuevo tranquila. En la solapa del libro leí algo con lo que me sentí muy identificada:

> La meditación nos concentra, nos devuelve a casa, nos enseña a convivir con nuestro ser, nos agrieta la estructura de nuestra personalidad hasta que, de tanto meditar, la grieta se ensancha y la vieja personalidad se rompe y, como una flor, comienza a nacer otra nueva.

Yo era esa flor, una orquídea en mi caso, que había crecido y florecido con el autoconocimiento. Esta planta suele aguantar mucho tiempo y, cuando se marchita, de la misma rama puede crecer otra nueva y quizá incluso flores si sabes cuidarla de la manera adecuada. Durante unos meses estuve desconectada de mi yo verdadero y avanzaba a ciegas hacia donde me llevaban los proyectos, pero ahora necesitaba parar para cuidarme y renacer más fuerte si quería seguir dando lo mejor de mí con más vitalidad, más humildad, más sabiduría personal y más quietud interior. No servía de nada correr detrás de todas las oportunidades. Quería bajar el ritmo —tenía que hacerlo— y aprender a decir que no a los demás para atender a mis propios deseos y expectativas.

Era tan cierto todo lo que decía Pablo d'Ors en su libro que me identificaba con él cuando aseguraba lo difícil que es sentarse cada día para meditar, ya que «estar atento a las propias distracciones es mucho más complicado de lo que uno se imagina». No es nada fácil, pero la recompensa que uno obtiene de ese silencio interior es inmensa:

No basta con sentarse en silencio, hay que observar lo que sucede dentro: esas son las reglas del juego. Cuanto más observas, más aceptas: es una ley matemática, aunque familiarizarte con ella podrá costar más o menos. Al sentarse en silencio se obtiene un espejo de la propia vida y, al tiempo, un modo para mejorarla.

Cuando tenía que viajar, no olvidaba llevar conmigo el librito para recordarme que tenía que volver a mi vida, encontrar un equilibrio entre el hacer y el no hacer, entre el trabajo y mi vida personal, entre el placer y el deber, porque es demasiado fácil que se solape la frontera entre ambos e incluso que alguna vez llegue a desaparecer. Y llegó el día en el que decidí acabar con mis compromisos profesionales y buscar el silencio interior de una manera radical. Habría podido irme de vacaciones a una isla del Mediterráneo para descansar en la playa, hacer un retiro de yoga o aislarme en una casa de campo para leer todo el día, pero no, me fui a un curso de Vipassana.

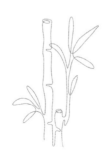

Había oído hablar de esta práctica muchas veces, pero nunca había sentido la necesidad ni la motivación de hacer este curso intensivo de meditación (sin yoga). Su característica más destacable era el respeto por el noble silencio, lo que significaba que estaba prohibido todo tipo de comunicación con los otros estudiantes, ya fuera por medio de gestos, palabras o miradas, pues el objetivo era mantener la mente en un estado de introspección y evitar las distracciones.

No se podía escribir, ni leer, ni interactuar, ni escuchar música, tampoco hacer yoga o deporte, por lo que la mayoría de las horas estaban destinadas a la meditación sentada. El propósito era descubrir y experimentar un solo tipo de práctica introspectiva para la autopurificación.

«*Vipassana*» significa ver las cosas tal como realmente son y alude a una de las técnicas más antiguas de meditación de la India. Fue redescubierta por el Buda tras haber pasado siglos perdida y se ha ido transmitiendo hasta hoy entre una cadena ininterrumpida de maestros. Su objetivo es eliminar las impurezas mentales para alcanzar la transformación personal y la felicidad suprema una vez nos hemos liberado de ellas mediante la autoobservación. Su práctica se basa en la concentración y la atención sobre el propio ser y, en primer lugar, se centra en la respiración para posteriormente profundizar en las sensaciones que genera cada inspiración y cada espiración, intentando no detenerse en los elementos que puedan distraernos. Al igual que en mindfulness, se observa sin juicio y sin intentar cambiar nada. Mi amiga Rina y muchos profesores de yoga habían hecho este curso y lo recomendaban encarecidamente. No estaba reservado a profesores ni a expertos, cualquiera podía participar de manera gratuita mediante un donativo.

Personalmente el silencio no me molestó, más bien agradecí no tener que hablar y estar aislada del mundo exterior, pero la parte de las prácticas meditativas me daba más respeto, incluso miedo, porque implicaba estar unas cinco horas al día sentada en un cojín durante diez días seguidos. Recuerdo que la primera noche no conseguí pegar ojo. Hacía calor, oía los ronquidos, el ruido de las sábanas y las respiraciones de mis veinte compañeras del dormitorio. No estaba acostumbrada a ese tipo de convivencia. Como resultado, despertarme con el gong a las cinco y media de la mañana fue un momento horrible y doloroso. Apenas me aguantaba en pie por el cansancio, y la primera meditación fue un calvario, tanto que se me caía la cabeza del sueño.

Me sentía enfadada con las personas que habían roncado por la noche y que no me habían dejado dormir, pero no sabía quiénes eran y no podía preguntar. Durante la práctica de meditación, en lugar de observar mi respiración como se nos había indicado, me centré en calmar mi sentimiento de rabia porque en el fondo sabía que no lo hacían a propósito y que seguramente ni ellas mismas eran conscientes de que roncaban. En realidad, estaba molesta con nadie en particular y por algo que no podía controlar ni cambiar, y como no podía luchar contra la situación, tenía que adaptarme, ponerme tapones y soltarlo todo antes de meterme en la cama nerviosa pensando en la posibilidad de pasar otra noche en vela. Aproveché la hora libre que teníamos para dormir y recuperarme.

Los días siguientes vinieron marcados por la misma rutina: dedicaba mi tiempo libre a caminar por el jardín y así descargar las piernas, pero como estaba prohibido hacer yoga, no podía estirarme en el césped ni hacer ejercicio. La comida era vegana y se servía en un comedor donde cada uno se sentaba mirando a una pared o a través de la ventana. La falta de movimiento y el hecho de estar sentada tantas horas en un cojín no facilitaba la digestión ni ayudaba a que gastáramos energía, así que tenía que comer muy poco, tal como me había advertido Rina. Cada tarde nos ponían un vídeo para aprender con el maestro de Vipassana, el birmano de origen indio S. N. Goenka (1924-2013), en el que nos daban las instrucciones para la meditación del día siguiente.

Dedicar tantas horas a la meditación sin ningún estímulo externo ni ningún contacto con nuestras familias ni con nadie me dejó mucho espacio para mí. A veces demasiado. Nadie me esperaba, no planificaba, no existía el reloj, el gong marcaba el comienzo de cada actividad, ya fuera la hora libre, la práctica de meditación o la comida.

Tanto espacio mental y paz interior tuvieron un efecto energizante en mí. Después de tres días de adaptación al ritmo del curso, comenzaron a venirme ideas nuevas. No eran procesos de reflexión, sino que surgían sin más. Y es que la meditación puede proporcionar el acceso a un nivel superior de comprensión del mundo. Al trabajar nuestra propia espiritualidad, regalarnos unas cuantas sesiones de meditación a la semana es una forma excelente para aportar el bienestar y la calma que nuestra mente necesita para estimular la imaginación. De hecho, se ha demostrado que aumentar la actividad cerebral en las regiones vinculadas a la creatividad fortalece la conectividad entre las diferentes áreas asociadas a la generación de ideas originales.

Fue durante aquellos momentos en que dispuse de tiempo libre, que dedicaba a caminar por el jardín, cuando surgieron las ideas frescas. No las busqué, tan solo las visualicé y, por sí solas, siguieron un proceso de maduración distinto, lejos de estímulos externos u opiniones. No podía escribir para apuntarlas, así que dormir bien (por fin me había adaptado al ruido nocturno de mis compañeras) fue lo que me ayudó a recordarlas. Como mi mente estaba limpia de la información contaminada por el mundo exterior, esas ideas nuevas se quedaban ordenadas en un rincón de mi memoria.

Cuando salí del curso mi ritmo de vida había cambiado: caminaba más despacio, hablaba menos y también más lento, me tomaba mi tiempo para pensar antes de hablar, de sentir antes de reaccionar. Esas sensaciones que se me quedaron tras aquella experiencia fueron agradables durante los primeros días que pasé de vuelta en casa, pero aun así notaba que estaba en minoría con el resto de mi entorno, así que decidí buscar mi propio ritmo saludable, tiempo para la meditación diaria y no llenar mi calendario de tareas. Quería mantener los beneficios del Vipassana y no dejarme arrastrar demasiado rápido por una rutina frenética.

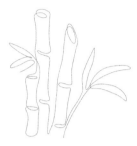

Para mantener el vínculo vivo y tener la oportunidad de pasar tiempo juntas, mi hermana y yo decidimos organizar un fin de semana en Burdeos y Saint Émilion, una región famosa por el vino y la buena comida del sudoeste de Francia. En el último momento se apuntó mi madre y nos reunimos las tres en Burdeos. Después de pasear unas horas por el centro y disfrutar de sus preciosas mansiones de los siglos XVIII y XIX, condujimos hasta Saint-Émilion para salir de los centros urbanos y empaparnos de la naturaleza y los paisajes de viñedos.

Mi madre estaba feliz de pasar estos días con sus dos hijas. No ocurría muy a menudo, salvo por Navidad, cuando nos reuníamos con nuestras parejas respectivas en su casa de la Provenza. No me acordaba de la última vez que habíamos tenido la ocasión de pasar unas vacaciones las tres solas, quizá cuando éramos pequeñas. Cuando vivíamos con mi madre en París, antes de que yo me fuera a Nueva York, la relación entre nosotras tres no era fácil. Las conversaciones no fluían, ya que por aquel entonces mi hermana y yo éramos dos mujeres jóvenes en plena postadolescencia y cada una estaba en su mundo. Yo no daba demasiados detalles sobre mi vida sentimental y emocional ni sobre mis amistades o sobre lo que hacía o dejaba de hacer. Me limitaba a contar las cuatro cosas suficientes para que mi madre no se preocupara, observaba las normas de casa y era buena estudiante, pero pasaba mucho tiempo fuera para evitar las discusiones con mi hermana. Tampoco me interesaba especialmente por su vida, así que cada una iba por su cuenta. Pero los años y la distancia habían diluido los conflictos de nuestra juventud, habíamos crecido como adultas en entornos distintos, teníamos objetivos personales y profesionales diferentes y, aunque no entendíamos el estilo de vida de la otra, nos queríamos.

Ese viaje familiar nos pareció extraño al principio, pero, en el fondo, a las tres nos apetecía disfrutarlo, así que pusimos todo el empeño, esfuerzo y atención para evitar los temas conflictivos. Ni mi madre ni mi hermana meditaban y tampoco tenían interés por el yoga; en realidad no entendían lo que yo hacía ni por qué ejercía mi trabajo en español, una lengua que ellas no hablaban. En cuanto a mi madre, ella sí que me había acompañado algunas veces al Free Yoga y me había ayudado a preparar las bolsas de bienvenida o a colocar las esterillas, así que había tenido la oportunidad de ver la dimensión de esos eventos, el esfuerzo que nos suponía organizarlos y la increíble acogida que tenían por parte del público. Esas experiencias le permitieron darse cuenta de que el yoga llegaba a mucha gente y que mi misión, aunque mis padres no llegasen a entenderlo, no era una ilusión. Al principio, me daba pena que no comprendieran lo importante que era para mí lanzar ese mensaje de paz y armonía o impartir una de mis clases, pero como al cabo de los años vieron la transformación progresiva que había tenido el yoga en mi carácter, en mi carrera profesional y en mi alegría de vivir, se alegraron por mí y se sintieron orgullosas de ver en lo que me había convertido.

Sentadas en la terraza de un café en Saint-Émilion, mi madre me comentó que Minh, la amiga de mi abuela, vivía cerca, en el Village des Pruniers, el centro budista fundado por el maestro Thich Nhat Hanh, y me propuso llamarla para visitarla. Todo lo que había oído hablar de Minh fue que era una mujer sabia y tranquila, pero con chispa a la vez, y que representó un apoyo muy importante para mi abuela, así que me sobraban las ganas de conocerla y de tener la oportunidad de que me contara historias de *bà ngoại*.

Después de una hora y media de coche, llegamos al centro budista, situado en medio del campo. Era una comunidad abierta a los visitantes donde convivían monjes y monjas budistas zen, vestidos con su característica túnica marrón oscuro. Minh nos dio la bienvenida en la entrada y nos invitó a visitar la aldea, que se dividía en tres monasterios con sus edificios respectivos. A las tres nos sorprendió que todas las personas que nos encontrábamos durante el paseo caminaran despacio, hablaran en voz baja y se sonrieran. De repente sonó un gong y todo el mundo dejó lo que estaba haciendo. Minh se llevó un dedo a la boca en señal de silencio y, con un gesto, se colocó la mano en el pecho y nos pidió que hiciéramos unas respiraciones. El gong, que sonó varias veces durante nuestra visita: nos invitaba a volver al momento presente, a la consciencia plena. En ese preciso momento pensé en el efecto contrario que nos suscitan las notificaciones del móvil. Nos apresuramos a leerlas para saber qué ocurre fuera en el mundo sin ser conscientes del estrés que nos generan y de cómo nos impiden estar en silencio con nosotros mismos. También pensé en los efectos del FOMO que sufría en Nueva York, siempre a la espera de una llamada para acudir a un evento, y en cómo me frustraba por todo aquello que no llegaba a hacer y cómo evitaba estar sola. Era sorprendente que, en tan solo unos años, la situación hubiera dado ese gran vuelco. Ahora buscaba limitar los viajes, los proyectos y las salidas para estar más tiempo en casa, hacer menos y desacelerar mi ritmo de vida. Estar sola sin hacer nada y, sobre todo, sin mirar el móvil ni los correos electrónicos me parecía el mejor plan del mundo, pero, sobre todo, a lo que aspiraba era a obtener una mayor tranquilidad interior para disfrutar del mundo exterior.

Unas horas después, Minh nos informó de que era la hora de la meditación. Nos condujo hacia una sala grande, dejamos los zapatos fuera y, al entrar, vimos a unos monjes sentados en las primeras filas. Yo me coloqué al lado de Minh, y mi madre y mi hermana prefirieron buscar sillas en el fondo ya que nunca habían meditado. Al cabo de unos minutos entró un hombre de rasgos orientales, calvo y pequeño. Tendría unos setenta y cinco años y andaba muy despacio y con una ligera sonrisa en los labios. Minh me dijo: «Es Thay».

Thay era el conocido maestro vietnamita Thich Nhat Hanh, fundador del Village des Pruniers y de la *sangha* o comunidad budista del interser, ahora convertida en una comunidad internacional con monasterios en varios países.

Había leído varios de sus libros sobre la plena consciencia y la meditación. Tenía la capacidad de explicar de manera sencilla, amena y accesible cómo integrar esta actitud y práctica en nuestro día, por eso fue otro gran inspirador de mi desarrollo espiritual. Sentía además un vínculo especial con él por nuestro origen vietnamita común. El gran activista por la paz durante la guerra de Vietnam, su amigo Martin Luther King, propuso su nombre para el Premio Nobel de la Paz en 1968 y, aunque no lo recibió, se convirtió en una figura internacional que recorría el mundo entero para transmitir su mensaje y la práctica de la atención plena. Me impresionó verlo sentado justo delante de mí, tan cerca, ya que la única vez que lo había visto hasta ese momento había sido en una meditación colectiva en Barcelona con miles de personas más y en esa ocasión no había podido acercarme a él. Ahora, en esa sala, tan solo nos separaban unos pocos metros. Cuando se acabó la meditación, Thay salió con el mismo paso tranquilo y no me atreví a molestarlo.

Minh se dio cuenta de lo emocionada que estaba y me explicó que Thay quería mantener su sencillez, su humildad y su vida monástica auténtica con su *sangha*. No pretendía que lo viéramos como un gurú ni como alguien famoso. De hecho, se hacía llamar Thay, que significa «maestro». Thich Nhat Hanh era su rango y su nombre espiritual y el de nacimiento era Nguyen Xuan Bao —me fijé en que compartíamos «Xuan» en nuestro nombre (Nguyen es el apellido y siempre va delante en vietnamita)— y nació en Hué, ciudad de origen de mi abuelo materno. No teníamos ningún vínculo familiar, pero Minh me contó que Thay, mis abuelos y ella se habían conocido en Saigón en los años sesenta, durante una charla que dio en la universidad antes de convertirse en maestro del *dharma*. Ya entonces era activista por la paz y viajaba con frecuencia a Estados Unidos hasta que Vietnam le prohibió regresar, así que se exilió en Francia. Minh, como budista practicante y persona cercana a él, había participado activamente en la creación del Village y de la *sangha*. Me explicó que esa comunidad le supuso un apoyo moral y presencial trascendental cuando llegó de Vietnam y que cada semana se reunía con su grupo para meditar, además de pasar temporadas con los monjes. Mi abuela volvió a coincidir con Thich Nhat Hanh quince años después de su primer encuentro, cuando Minh la llevó al Village des Pruniers para pasar unos días en un lugar donde pudiera sentirse segura y tranquila. Minh percibía que el sufrimiento de mi abuela por su difícil adaptación a la nueva vida en Francia requería que se le ofreciera un espacio y un momento amables para recuperar las fuerzas y la confianza.

En nuestro entorno y en ese tiempo, no supimos dar nombre a la enfermedad que sufría *bà ngoại*, pero ahora, con la distancia que nos concede el paso del tiempo, pienso que sufría un *burnout* o agotamiento crónico debido a la carga de trabajo y al estrés continuo. Ella no tenía antecedentes de trastornos psicológicos, pero acumuló tantas responsabilidades, preocupaciones y era tan autoexigente que todos esos factores desencadenaron un síndrome cuyos síntomas ni yo supe entender ni los adultos supieron identificar como enfermedad, y se limitaron a tratarlo como un episodio de cansancio o anemia por falta de vitaminas. Recuerdo perfectamente sus problemas de salud recurrentes: además de sus achaques repetidos de tos, sufría fatiga, falta de motivación y negatividad; había días en los que no podía levantarse siquiera de la cama y no tenía energía para nada, ni para ir a buscar a sus nietas a la escuela, que es lo que más alegría le daba.

El trastorno del «*burnout*» («estar quemado») se describió clínicamente por primera vez en Estados Unidos en 1974, y el término *burnout* apareció ya en 1977 para conceptualizar el desgaste profesional del personal sanitario o de los profesores. En 1986 dos investigadores lo describieron como:

El estado de agotamiento mental, físico y emocional producido por la involucración crónica en el trabajo, en situaciones con demandas emocionales.

Se cree que la combinación de factores psicológicos y cargas laborales propician la aparición de este trastorno, que generalmente se presenta en personas con un alto sentido de la responsabilidad, perfeccionismo, ambición y que pretenden cumplir con grandes obligaciones de trabajo sin ninguna ayuda.

Minh fue la amiga fiel y la acompañante leal de *bà ngoại* durante el retiro, que se centró en el descanso y la meditación. En el monasterio se respetaba el noble silencio durante gran parte del día, hacían vida en común y comían con los monjes y monjas budistas, podían pasear por la aldea o el campo y escuchar las enseñanzas diarias para descubrir y experimentar la plena consciencia, no solo en meditación formal sentada quieta, sino también en la informal, comiendo con atención plena o caminando. La meditación caminando en grupo guiada por Thay la calmaba y le permitía salir sin un objetivo concreto, sin tener que pensar o decidir. Tan solo se trataba de pasear siendo consciente de cada paso que daba. Para ella no era un ejercicio fácil, pero le permitía salir de la rumiación del día a día.

Bà ngoại siempre había tenido que trabajar su paciencia porque era una mujer inquieta, ejecutiva y resolutiva, que exigía lo mismo a los demás y el mismo ritmo que ella se imponía. En la *sangha* no le quedaban fuerzas para enfadarse ni para hacer lo que le gustaba o lo que no; solo tenía que enlentecer el paso, escuchar el sonido de los pájaros y el viento entre los árboles, sentir el peso de su cuerpo sobre las plantas de los pies y seguir el ritmo de su propia respiración. Aquello era lo que ocupaba su mente, así que no tuvo que pensar en sus preocupaciones de París. Ahí fue donde profundizó en la técnica de la meditación caminando que aplicaba con mi hermana y conmigo cuando éramos pequeñas y estábamos alteradas, nerviosas o nos enfadábamos.

Según nos contó Minh, el retiro marcó un antes y un después en la actitud de mi abuela frente a las dificultades de la vida. Meditar no le quitó los problemas del día a día, pero sí aprendió a tomarse las cosas de otra manera, a no enfadarse por cuestiones o incidentes que no dependían de ella y también a definir sus prioridades para que la angustia no la dominara.

Minh me explicó una enseñanza de Thich Nhat Hanh que había ayudado mucho a *bà ngoại* a soltar la ira que llevaba dentro contra los que la habían obligado a abandonar su hogar y huir para vivir una vida que ella no quería o que consideraba que no se merecía. Estaba irritada con la guerra y sus responsables, con las injusticias del mundo, y vivía con esa ira latente, que volvía cada noche cuando, cansada, cerraba el restaurante y se daba cuenta de que aquel día tampoco habían acudido muchos clientes.

La energía de la ira va dirigida hacia fuera y suele ir acompañada de una acusación. En ese estado, solemos exagerar todo lo negativo de la otra persona, a quien señalamos como «el enemigo», lo que además alimenta nuestra aversión. Tanto ella como yo aprendimos de Thay (ella, en sus enseñanzas y yo, en su libro titulado *La ira, el dominio del fuego interior*) que la actitud que puede neutralizar la ira es la compasión. Si sabemos cómo generar energía centrada en la compasión, podremos transformar nuestra ira. Thay lo explica a través de la imagen de la flor de loto:

Necesitamos lodo para que crezcan las flores de loto, de otra manera no pueden echar raíces. Nuestra ira y sufrimiento son el lodo que podemos usar para cultivar la felicidad, la compasión y la comprensión. Si sabemos cómo manejar y transformar nuestro sufrimiento, sufriremos mucho menos. El lodo se transformará en flores de loto. Para generar compasión, tienes que comprender y abrazar tu propio sufrimiento.

Cuando estamos enfadados con alguien o por algo, quien sufre somos nosotros; la persona objeto de nuestra ira ni siquiera lo sabe e incluso puede ser que la situación haya desaparecido. El Buda dice que mantener la ira en nuestro interior es como sostener con las manos un carbón ardiendo y prosigue diciendo que, si lo soltamos, nos desharemos de esa carga. Para ello, a través de la meditación, podremos observar el sentimiento que nos hace sufrir, pero en lugar de intentar alejarlo o disolverlo, lo aceptamos con compasión, lo sentimos tal como es, eliminamos la historia y el contexto que ha generado la ira y así pierde su sustancia, su importancia, se derrite hasta desaparecer y dejamos de ser sus esclavos.

Esta sabiduría me hizo pensar en el incidente de los ronquidos en el curso de Vipassana. Allí, sin saberlo, solté mi enfado; no hubo enemigo con quien enfadarse ni al que culpar.

Antes de irnos pasé por la librería del Village des Pruniers y me compré cuatro libros de Thich Nhat Hanh. Me sorprendió ver que la mayoría de ellos, temáticos y didácticos, tenían pocas páginas y que se centraban en aplicar la plena consciencia en el día a día.

Con mis compras, mi deseo de aprender, de experimentar y cultivar la sabiduría para vivir plenamente mi propósito de vida, tanto personal como profesional, se hicieron evidentes tanto para Minh como para mi familia.

Al bajar la calle principal de la aldea de camino al aparcamiento, Minh me confío que pasó una época muy difícil durante la enfermedad de su marido. Aunque creía que la muerte del cuerpo físico era una liberación del sufrimiento, esa convicción no fue suficiente para aceptar su muerte y encontrar la paz interior. Estaba enfadada con la enfermedad por haberle arrebatado al ser que más quería. A pesar de las enseñanzas de Thay y del Buda, le costó asimilar que tendría que pasar su vida sin él. No tenía ganas de vivir, se sentía abandonada y ya no le encontraba sentido a levantarse por la mañana sin él a su lado. Llegar al Village y escuchar la sabiduría de Thay la habían ayudado a recuperar la alegría de vivir; compartir los cantos con los monjes y monjas, y meditar en grupo le renovaron la energía y se apagó el fuego interior de la ira, que fue sustituido por una gran luz compasiva. Era evidente que no se podía aprender todo en los libros y que estos jamás podrían reemplazar la experiencia de la vida. Mantener los valores y un autoconocimiento profundo eran las herramientas necesarias para no caer cuando la vida nos golpea. O, si caemos, para ayudarnos a levantarnos más fuertes y más decididos, si cabe, para seguir motivados con nuestra razón de ser.

Sentí que esa visita había supuesto un momento importante para mí, uno más en mi camino de autoconocimiento, pero que aún me quedaba mucho por descubrir, experimentar y, sobre todo, por disfrutar.

Cuando llegamos al coche, Minh, con una sonrisa franca y ojos risueños, nos dio un fuerte abrazo y se marchó. Las tres nos quedamos un rato de pie, viendo cómo esa mujer con la cabeza rapada, vestida con una túnica marrón, caminaba despacio, sin ningún tipo de premura, de vuelta al monasterio.

Meditación del amor benevolente o Metta Bhavana

La meditación Metta Bhavana es una práctica budista que nos enseña a cultivar activamente el amor benevolente —o bondad amorosa—, hacia todos los seres vivos, comenzando por nosotros mismos.

Al practicar Metta, nos entrenamos en desarrollar la compasión y cultivar estados emocionales que nos permitan ser más amables, incluso en circunstancias en las que normalmente no lo seríamos.

El nombre original de esta práctica proviene del pali antiguo, idioma que se utiliza en los principales textos sagrados budistas. El término *metta* significa «bondad amorosa o amor incondicional» y se refiere al amor universal (a diferencia del amor romántico), que se extiende a todos los seres vivos, y *bhavana* significa «desarrollar o cultivar», lo que nos lleva a la meditación como práctica o hábito.

Preparación

- Busca una postura de meditación cómoda, con las piernas cruzadas en un cojín de meditación tipo *zafu* o en una silla sin apoyarte en el respaldo. Mantén la espalda erguida, sin tensión.
- Haz tres profundas respiraciones para relajar la mente y soltar los pensamientos que te asalten en este momento.
- A continuación, concéntrate en el propósito de tu meditación, tu intención de cultivar en ti sentimientos de amor y bondad incondicionales, amistad, amabilidad, gratitud, felicidad y compasión.
- Dibuja una ligera sonrisa en tus labios, una simple expresión de la cara; favorece la relajación y genera estados de ánimo positivos.

Técnica en cinco etapas

La práctica de esta meditación se realiza en cinco etapas mediante la repetición de unas frases y focalizando cada una de ellas en la persona o el grupo de personas de cada etapa:

1. Tú mismo/a.
2. Una persona que quieres y/o admiras: un familiar, pareja o amigo.
3. Una persona «neutral»: alguien por quien no tenemos sentimientos especiales, un vecino, por ejemplo.
4. Una persona «difícil»: alguien con quien tienes conflicto o sentimientos de malestar.
5. Todos los seres vivos del universo: humanos, animales, sin importar su origen e incluyéndote.

Puede resultar difícil hacer las cinco etapas de golpe, por eso te recomiendo practicar las tres primeras por separado durante un tiempo, y cuando te sientas listo/a, hacer las cinco etapas seguidas.

Al mismo tiempo que vayas realizando la meditación, repetirás estas palabras. Conecta los sentimientos con las frases para que los sentimientos se vuelvan más fuertes a medida que las repitas:

• En la etapa 1 hacia ti mismo/a:

Que yo esté bien.
Que yo esté sano/a.
Que yo sea feliz.
Que yo esté libre de sufrimiento.

- En las etapas 2, 3, 4 las frases serían:

Que él o ella esté bien.
Que él o ella esté sano o sana.
Que él o ella sea feliz.
Que él o ella esté libre de sufrimiento.

- En la etapa 5:

Que todos estemos bien.
Que estemos sanos.
Que seamos felices.
Que estemos libres de sufrimiento.

Si aparecen sentimientos de calidez, amistad o amor en el cuerpo o en la mente, conecta con ellos y permite que crezcan a medida que repites las frases. Como ayuda para la meditación, puedes visualizar una imagen de ti mismo o de esa persona. Te ayudará a reforzar las intenciones expresadas con las frases.

Y si sientes que quieres sonreírle, siéntete libre de hacerlo: tu cerebro y tu corazón recibirán esta señal de manera muy positiva, pero no te involucres en pensamientos o recuerdos, mantén el hilo de la repetición de tus mantras.

A veces, durante la meditación de bondad amorosa, pueden surgir sentimientos aparentemente opuestos, como ira, pena o tristeza. Toma esto como señales de que tu corazón se está abriendo y expresando, revelando lo que hay allí. Sobre todo, recuerda que no es necesario que te juzgues por estos sentimientos.

Accede a esta y otras prácticas a través de este QR:

Epílogo

¿Quién era yo de pequeña y quién soy ahora? Soy la misma persona, pero muy distinta a la vez. Siento que soy una mejor versión, trabajada, transformada y profundamente feliz. Nací con este bagaje inconsciente de karma, de linaje familiar, con su cultura e historia; desarrollé una personalidad perfeccionista e introvertida que me fue dada junto con mis rasgos asiáticos; con ellos tenía que arrancar y avanzar en la vida. El ser humano es el mamífero que tarda más tiempo en aprender a caminar, a comunicarse y en independizarse de sus progenitores, pero cuando es capaz de pensar por sí mismo, sentir, reconocerse en un espejo, tomar distancia, analizar de manera consciente y proyectarse en el futuro, tiene la gran oportunidad, si quiere, de crecer a nivel personal, transformarse y tomar las riendas de su vida.

A lo largo de nuestra vida debemos enfrentarnos a distintos eventos, encuentros y circunstancias; no podemos controlar todo lo que pasa a nuestro alrededor, pero sí elegir qué actitud tomar y qué ruta seguir para trabajar en lo que queremos, transformarnos y esforzarnos para conseguir nuestros objetivos, o bien limitarnos a aguantar el tirón y dejar que los días pasen sin hacer nada al respecto.

Neo, en *Matrix,* debe elegir entre tomarse la pastilla roja o la azul. Si elige la segunda, todo se habrá acabado y se despertará en la cama como si no hubiera sucedido nada; en cambio, si elige la primera, se le mostrará la verdad sobre sus orígenes y el mundo de Matrix.

Yo elegí la roja y todavía sigo avanzando en el camino del autoconocimiento para entender mi mundo interior y mi relación con el entorno en el que vivo y con el que me relaciono. No sé si este viaje tiene un final, pero es bonito, aunque no siempre es fácil, y creo que vale la pena emprenderlo.

Estoy orgullosa de mis orígenes, de mi familia, de dónde vengo, pero esto no me define; es solo un punto de partida que tengo que potenciar, desarrollar o modificar. Un niño no nace siendo asesino o monje, sino que en algún momento elegirá seguir el curso del agua o nadar a contracorriente.

Yo habría podido continuar con la carrera de economista que mis padres deseaban para mí y tener una vida muy distinta a la que tengo, pero llegó un punto en que elegí, renuncié a lo fácil para arriesgarme con el yoga y dedicarme a una profesión incierta pero que me apasiona, me motiva y me llena. Sentirme capaz y tener la oportunidad de ofrecer bienestar a los demás es un regalo de la vida que se ha convertido en mi vocación.

Dejar el mundo corporativo cómodo y seguro fue decisivo, y empezar a formarme en una nueva profesión parecía el inicio de una nueva etapa. Sin embargo, en realidad fue la consecuencia de un proceso de desarrollo personal basado en el autoconocimiento que emprendí con la práctica del yoga y la meditación años atrás, y esto no llega como caído del cielo.

La práctica de la contemplación, la conexión con el cuerpo, la consciencia plena, el silencio y el cultivo de la autocompasión han desarrollado mi habilidad de escuchar mis sueños, mis deseos, mis miedos, mis ideas y las críticas, con amabilidad y la mente abierta. Los maestros, profesores, filósofos, amigos y pareja que encontré con el paso de los años participaron en esta metamorfosis aportando su sabiduría o simplemente su escucha y presencia benevolente.

La vida está llena de pruebas y errores, y equivocarme también formó parte del proceso para conocerme y aceptar mis límites, pero sobre todo para descubrir mis cualidades, mis talentos, para florecer. Una flor no es solo una planta bonita, es una parte esencial de un ecosistema que ayuda a la supervivencia de muchas especies animales y vegetales, ya que puede ser una fuente principal de alimento y polinización. Como las flores, los humanos somos efímeros, pero mientras estamos vivos participamos en un mundo que nos necesita, es decir, somos parte de la naturaleza.

En este proceso de transformación personal he descubierto un propósito de vida que me motiva para hacer un trabajo apasionante con una intención más elevada: la de compartir los beneficios del yoga y del desarrollo espiritual con el objetivo de que cada uno se convierta en una mejor versión de sí mismo. Como me dijo un reconocido profesor de yoga, somos mensajeros experimentados y nuestra misión es compartir esta enseñanza para que más gente conecte con su esencia y encuentre la fuente de su propia felicidad, ya que el autoconocimiento nos puede ayudar a vivir más en armonía con nosotros mismos y con los demás.

Ahora soy consciente de quién soy realmente, adónde quiero ir y para qué. La niña tímida de París utiliza el medio digital para inspirar a millones de personas y siente la fuerza luchadora de su abuela, que la alienta a cumplir con su ambicioso propósito de ayudar a la gente a sentirse mejor por dentro y por fuera; la joven de Nueva York ha aprendido a protegerse de las personas tóxicas y la ejecutiva de banca ha creado un proyecto empresarial con sentido.

Siento que este camino va para largo y que me queda mucho por recorrer, vivir, disfrutar (y seguramente sufrir) para crecer como persona, como profesional, como hija, hermana y pareja. En la pandemia sentí una obligación moral de ofrecer mis herramientas y conocimientos para ayudar a los demás en esa situación tan compleja. Después lancé XLY Studio, una plataforma digital que reúne a decenas de profesores y expertos para guiar en el camino holístico del autocuidado del cuerpo y la mente. Esta inmensa comunidad internacional que me sigue y mi nuevo rol de emprendedora del bienestar digital son a la vez un reto y nuevas responsabilidades, pero sobre todo una oportunidad para seguir mi camino de desarrollo personal y cumplir con mi misión.

Tenemos la libertad y el poder de definir nuestro viaje interior, añadir etapas y hacerlo con tiempo mientras tenemos clara la dirección, porque el destino final no importa tanto.

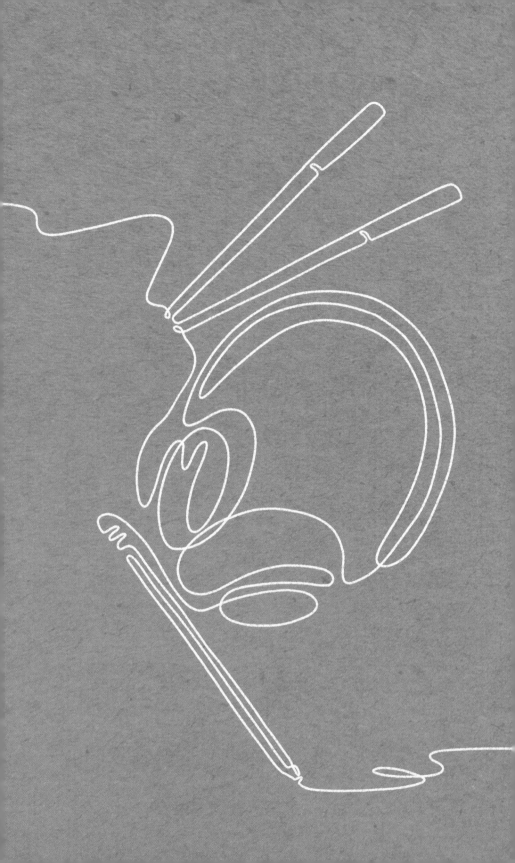

Anexos

Receta de los *nems* vietnamitas

Cómo hacer los *nems* (término usado en el norte de Vietnam) o los *chă giò* (término usado en el sur de Vietnam).

Esta receta tradicional revela el secreto de unos rollitos de primavera fritos crujientes, ligeros y dorados.

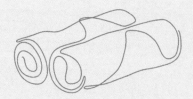

Ingredientes para el relleno

- 150 g de carne de cerdo picada (lomo). Se puede sustituir por pollo o solo langostinos
- 150 g de langostinos crudos (cortados en trozos pequeños)
- 150 g de carne de cangrejo
- 500 g de zanahoria cortada en juliana
- 100 g de fideos de arroz (secos). Hay que ablandarlos en agua caliente y cortar en trozos de aproximadamente 2 cm
- 1 cebolla cortada en *brunoise* o en dados
- 3 chalotas cortadas en dados
- 5 tallos de cebollino cortados en trozos pequeños
- 3 setas shitake medianas cortadas en trozos pequeños
- 1 huevo
- 1 cucharada pequeña de sal
- 2 cucharaditas de azúcar
- ½ cucharadita de pimienta

Mezclar todos estos ingredientes para obtener un relleno homogéneo.

Para la masa de los rollitos:

- 2 o 3 paquetes de papel/obleas de arroz redondo de 22 cm (dependerá de la cantidad de relleno que se usa en cada rollito)

Humedecer cada papel antes de la preparación en:

3 tazas de agua fría   ½ taza de tapioca

1 taza de vino para cocinar   ½ taza de azúcar

Elaboración:

1. Coloca la cantidad de una cuchara sopera de relleno en medio de la oblea húmeda (pero no mojada), dobla las extremidades, luego enrolla de manera apretada (pero no demasiado). A medida que vas obteniendo tus rollitos, guárdalos en un trapo ligeramente húmedo hasta la cocción para que no se peguen.

2. Al igual que las patatas fritas, la fritura se realiza en dos etapas. Primero se fríen los rollitos por primera vez durante 10 minutos a 170°-180 °C. Cuando se hayan enfriado, los guardas en el frigorífico o en el congelador. En el momento en que decidas consumirlos, se sofríen por segunda vez a 200°C para que se doren, vigilando atentamente la cocción para que no se quemen, y se secan en un papel de cocina para quitar el exceso de aceite.

Salsa de acompañamiento:

1 unidad de azúcar   ½ unidad de salsa *nuoc mam*

1 unidad de vinagre blanco   1 diente de ajo machacado

2 unidades de agua caliente enfriada

El volumen de salsa depende de la unidad utilizada. Para gustos más salados, agrega más *nuoc mam*. Recomiendo ir probando para prepararla según el gusto.

También se puede añadir un poco de chile para el picante.

Se suele comer con las manos poniendo el rollito caliente (cogido con los palillos) en una hoja de lechuga, se añade una hoja de menta y se moja en la salsa.

Mi *playlist* de música

Te invito a descubrir mi universo musical que me inspira para practicar yoga, desconectarme, meditar, pasear o relajarme.

Cuestionario personal de autoconocimiento

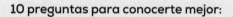

10 preguntas para conocerte mejor:

- para reconocer tus cualidades y desarrollar las que quieras.
- para conectar con tu esencia y descubrir quién quieres ser.
- para escuchar tu voz interior y armonizarla con tu entorno.
- para crecer y cultivar tu mejor versión.

Abre una libreta y escribe en ella tus respuestas. No es un cuestionario para contestar de una sola vez; te recomiendo volver a leer tus respuestas para reflexionar, observar los cambios, la evolución, el camino recorrido y escribir nuevas respuestas cada año.

Antes de empezar, cierra los ojos, haz tres respiraciones tranquilas y conscientes y toma el tiempo de buscar las buenas palabras para escribir tus respuestas.

1. Cuando eras un niño / una niña, **¿qué querías ser de mayor?** ¿Qué/quién/cómo te gustaría ser **en diez años?**

2. Lista de las **seis cualidades personales :**

   Apunta las tres que más te ayudan o usas en tu trabajo (no se trata de tu experiencia ni dominio técnico profesional). Apunta las tres que más te ayudan o que usas en tu día a día fuera del trabajo. ¿Coinciden? ¿Sientes que eres la misma persona en el trabajo y en casa, o parecen dos personalidades distintas? (Escribe tu respuesta en varias frases)

3. **¿Cómo piensas que te ven** o te definen las personas que te rodean? ¿Cuáles son tus **tres cualidades personales** más apreciadas por la gente que te rodea? ¿Es una opinión personal o te lo han dicho? Y ¿por qué no se lo preguntas?

4. ¿Cuáles son tus **tres talentos** (ya existentes, pero quizá no trabajados) que te gustaría desarrollar y profundizar? ¿Para qué? ¿Qué te motivaría a hacer este esfuerzo? ¿Lo vas a hacer algún día?

5. ¿Cuáles son tus **rasgos de carácter difíciles** o débiles que te gustaría cambiar o mejorar? ¿En qué te perjudican? ¿Cómo podrías cambiar?

6. ¿Cuáles son los **tres eventos o experiencias** que te han marcado o ayudado a conocerte mejor? (Escribe tu respuesta en varias frases para explicar lo que has sentido).

7. ¿Cuáles son los **tres valores** que orientan tus decisiones? ¿En qué ocasiones te comprometes?

8. ¿Quiénes son las **tres personas o personajes** que más te han inspirado? ¿En qué aspectos? ¿Qué te han aportado/enseñado?

9. ¿Qué **aficiones, hobbies o actividades regulares** practicas? Cuando realizas estas aficiones, ¿qué sientes? (Escribe tu respuesta en varias frases). ¿Corresponden a tu trabajo? ¿Podrían serlo?

10. ¿Tienes un **propósito de vida**, una vocación? Si la respuesta es «no», ¿tienes algún sueño que te gustaría conseguir, ser, hacer, cumplir, aunque lo veas ahora imposible? Si la respuesta es «sí», ¿te estás esforzando para conseguirlo? ¿Tienes un plan?

Cuando acabes, cierra los ojos, haz tres respiraciones profundas y observa cómo te sientes después de este trabajo de introspección y autoconocimiento.

Agradecimientos

Escribir sobre mi propia historia, mi familia, mis miedos y mis deseos ha sido todo un reto, que ha resultado a la vez terapéutico. Después de tantos años escuchando las bonitas historias de miles de personas, alumnos y seguidores sobre cómo el yoga ha cambiado sus vidas, decidí abrirme a contar mi propia historia para inspirar todavía a más gente a que descubran su propósito de vida.

Quiero dar las gracias a los millones de personas que han disfrutado y practicado mis clases —sois el motivo de mi proyecto profesional con el yoga— y a todos los profesores, maestros y expertos que he conocido, escuchado y leído, y que han inspirado y enriquecido mi camino.

Este libro no hubiera sido posible sin el apoyo incondicional de mi marido Fabien, sin las horas de conversaciones —a veces emotivas— con mi familia para reconstruir tantos recuerdos y sin la ayuda del equipo de Penguin Random House por confiar en mí para un tercer libro, especialmente a Teresa, Laura, Anna, Carlos y David por el cariño que habéis puesto en este proyecto.